Rauchfrei in 5 Wochen

Ernest Groman

Astrid Tröstl

Rauchfrei in 5 Wochen

Das Erfolgsprogramm seit über 15 Jahren:
Selbsthilfe zum Nichtrauchen

Mit 17 Abbildungen

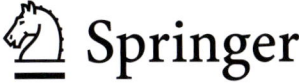 Springer

Dr. Ernest Groman
Medizinische Universität Wien
Wien
Österreich

Mag. Astrid Tröstl
Mistelbach
Österreich

ISBN 978-3-642-40930-1
DOI 10.1007/978-3-642-40931-8

ISBN 978-3-642-40931-8 (eBook)

Die Deutsche Nationalbibliothek verzeichnet diese Publikation in der Deutschen Nationalbibliografie;
detaillierte bibliografische Daten sind im Internet über http://dnb.d-nb.de abrufbar.

SpringerMedizin
© Springer-Verlag Berlin Heidelberg 2014

Planung: Monika Radecki, Heidelberg
Projektmanagement: Sigrid Janke, Heidelberg
Lektorat: Dörte Fuchs, Freiburg
Projektkoordination: Barbara Karg, Heidelberg
Umschlaggestaltung: deblik, Berlin
Fotonachweis Umschlag: © jeanete_ehab/fotolia.com
Abbildungen: © Claudia Styrsky, München
Herstellung: Crest Premedia Solutions (P) Ltd., Pune, India

Gedruckt auf säurefreiem und chlorfrei gebleichtem Papier

Springer Medizin ist Teil der Fachverlagsgruppe Springer Science+Business Media
www.springer.com

Vorwort

Die Idee zu diesem Buch ist auf einer langen Autofahrt von Scheibbs nach Wien entstanden. Scheibbs ist ein malerisches Städtchen im Mostviertel (Niederösterreich), wo wir seinerzeit ein großes Beratungsprogramm für Raucher und Raucherinnen durchführten. Nach einem anstrengenden Tag versuchten wir, uns mit einem Spielchen die Zeit zu vertreiben. Abwechselnd musste jeder von uns eine Ausrede für das Weiterrauchen finden. Das Spiel setzte sich einige Zeit fort und erbrachte eine überraschend große Zahl an Argumenten. Beinahe hätten wir genug Ausreden gefunden, um mit dem Rauchen zu beginnen. Eher im Spaß stellten wir fest, dass wir damit locker ein ganzes Buch füllen könnten. Einige Jahre später kam eine Anfrage von Frau Radecki vom Springer Verlag, die einen wissenschaftlichen Artikel von uns gelesen hatte und uns vorschlug, einen Ratgeber zu publizieren. Wir griffen die fast vergessene Idee wieder auf, und das Ergebnis halten Sie jetzt in Händen.

▪ Wer sind wir überhaupt?

Das Institut für Sozialmedizin der Universität Wien unter Professor Michael Kunze setzt sich seit den 1980er-Jahren intensiv mit dem Thema Rauchen auseinander. Als die öffentliche Debatte um Zigaretten und Co. sich immer mehr ausweitete, entschlossen sich Professor Kunze und Ernest Groman, dem Thema Rauchen ein eigenes Projekt unter dem Namen »Nikotin Institut« zu widmen. Eine Idee dabei war auch, dass die Menschen ein »Nikotin Institut« eher mit dem Rauchen verbinden als ein Institut für Sozialmedizin. Außerdem sollten im Rahmen des Nikotin Instituts Betreuungsprogramme für Raucher und Raucherinnen entwickelt werden. Inzwischen haben wir über 5.000 Raucher und Raucherinnen in ambulanten Beratungsprogrammen betreut. Unter den ersten Mitarbeitern und Mitarbeiterinnen war Astrid Tröstl (damals noch Riemerth), die bis heute zum Team des Instituts gehört. Zusätzlich zur Beratung von Rauchern und Raucherinnen haben wir (Ernest Groman und Astrid Tröstl) gemeinsam zahlreiche Artikel geschrieben. Erfahrung bringen wir also reichlich mit.

▪ Warum schreiben wir ein Buch in dieser Form? (Ausreden, Episoden)

Durch Beratungsgespräche können wir nur eine begrenzte Zahl von Rauchern und Raucherinnen erreichen. Außerdem sind die Programme ortsgebunden, und nicht einmal vor Ort möchte jeder Raucher, jede Raucherin gerne an derartigen Programmen teilnehmen. Vielfach wird auch während der Beratungsgespräche der Wunsch nach ausführlichen Unterlagen geäußert.

Besonders hinweisen möchten wir darauf, dass wir uns bemüht haben, kein wissenschaftliches Buch für Experten zu schreiben, sondern ein leicht zu lesendes Buch für Betroffene. Allerdings sind wir der Ansicht, dass auch in der Betreuung tätige Fachkräfte oder solche, die es werden wollen, etwas aus diesem Buch lernen können. Speziell aus den Episoden (siehe nächster Absatz) kann man jedenfalls eigene Schlüsse ziehen. Vielleicht erlebt ja auch ein Experte es einmal als ganz angenehm, ein nicht mit Fachbegriffen gespicktes Buch zu lesen. Ein kluger Kopf hat einmal geäußert, wirklich etwas vom Thema verstehe man erst dann, wenn man es auch einfach beschreiben oder erklären könne.

▪ Was unterscheidet dieses Buch von anderen?

Wir haben versucht, ein ernstes Thema locker und mit aus dem Leben gegriffenen Beispielen aufzuarbeiten. Dazu muss man natürlich entsprechend viele Menschen bei ihren Rauchstoppversuchen begleitet haben. Entstanden ist ein Buch, das jeder lesen kann. Wir wollen es als Buch *für* Raucher und Raucherinnen verstanden wissen und nicht als Buch *gegen* das Rauchen. Wir versuchen auf das einzugehen, was Raucher und Raucherinnen interessiert. Deshalb sind die Kapitel recht kurz und einfach gehalten.

In den »Episoden aus der Rauchfrei-Beratung« geben wir Erlebnisse aus vielen Beratungsgesprächen wieder. Sie können sicher sein, dass wir nichts erfunden haben, auch wenn die Geschichten teilweise etwas »kreativ« erscheinen mögen. Geschichten aus dem Leben sind sowieso viel besser, als wir sie uns ausdenken könnten. Abschreiben ist langweilig und nicht authentisch. Wir sind schon gespannt, wie lange es dauert, bis die Geschichten den Weg in andere Bücher oder Erzählungen finden.

Es ist sicher gewagt, ein Buch rund um 83 Ausreden für das Weiterrauchen aufzubauen und diese auch noch schwarz auf weiß niederzuschreiben. Schließlich liefern wir damit indirekt 83 Gründe für das Weiterrauchen (wer Ausreden sucht, findet sie hier). Andererseits: Der Entschluss zum Rauchstopp ist vor allem eine emotionale Entscheidung. Mit den entsprechenden Kommentaren nehmen wir ohnehin jeder Ausrede den Wind aus den Segeln.

Natürlich ist es nicht immer angenehm, einen Spiegel vorgehalten zu bekommen, aber vielleicht wirkungsvoll. Mit ein bisschen Humor sollte dies auszuhalten sein. Deshalb haben wir uns auch beim Schreiben bemüht, den Humor nicht zu kurz kommen zu lassen.

Obwohl wir natürlich den völligen Rauchstopp befürworten, haben wir immer wieder festgestellt, dass es viele Menschen gibt, die das Rauchen nicht gänzlich einstellen wollen. Diese Menschen liegen uns besonders am Herzen. Jede Zigarette weniger ist ein Gewinn, auch wenn dies von der Umgebung nicht immer entsprechend honoriert wird. Der Veränderung des Rauchverhaltens und speziell der Reduktion ist daher ein eigenes Kapitel gewidmet (▶ Kap. 9). Dieses Kapitel kann, sollte wirklich kein Aufhörwunsch bestehen, auch gleich nach den ersten beiden Kapiteln gelesen werden.

Auf Alternativen zur Zigarette gehen wir ebenso in einem eigenen Kapitel ein (▶ Kap. 12). Nicht alle Alternativen sind der Zigarette vorzuziehen. Falls die EU dies nicht blockiert, werden jedoch in Zukunft etliche risikoärmere nikotinhaltige Produkte auf den Markt kommen. Diese kann man nicht ignorieren. Mündige Bürger und Bürgerinnen haben ein Recht auf objektive Information und Diskussion dieser Produkte.

Wir würden gern an Ihren Erlebnissen und Erfahrungen mit unserem Buch teilhaben. Dazu haben wir zwei E-Mail-Adressen (erfolg@nikotininstitut.at, buch@nikotininstitut.at) eingerichtet. Schreiben Sie uns! Wir freuen uns darauf.

▪ Danksagung

Bedanken wollen wir uns an dieser Stelle bei Frau Monika Radecki und Frau Sigrid Janke sowie der Lektorin Frau Dörte Fuchs für die geduldige Unterstützung. Weiters gilt unser Dank allen Mitarbeitern und Mitarbeiterinnen des Nikotin Instituts, die mit uns zahlreiche der hier beschriebenen Episoden durchlebt haben. Ein besonders großes Dankeschön gilt unseren Familien und Freunden.

Ernest Groman und Astrid Tröstl

Wien, im Frühjahr 2014

Inhaltsverzeichnis

Die Autoren

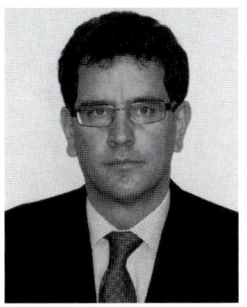

Univ.-Doz. Dr. med. univ. Ernest Groman

Studium der Medizin an der Universität Wien, 2001 Habilitation (erste Habilitation im deutschsprachigen Raum mit dem Thema Tabak), ab 2002 Aufbau des ambulanten Raucherentwöhnungsprogramms in Niederösterreich in Zusammenarbeit mit den Sozialversicherungsträgern. Planung und Durchführung von Programmen in der betrieblichen Gesundheitsförderung, wissenschaftliche Leitung des Projekts »Nikotin Institut«, über 120 Publikationen in Fachzeitschriften.

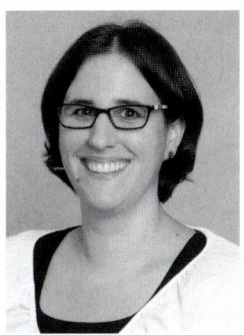

Mag. rer. nat. Astrid Tröstl

Astrid Tröstl studierte an der Universität Wien Biologie und Umweltkunde und Geografie und Wirtschaftskunde auf Lehramt und ist seit 2006 am Erzbischöflichen Gymnasium Hollabrunn als Lehrerin für Biologie und Umweltkunde, Humanbiologie, Geografie und Wirtschaftskunde und Chemie tätig. Seit 2003 ist sie Mitarbeiterin im Projekt »Nikotin Institut«. Im Rahmen dieser Arbeit hat sie in Fachzeitschriften zahlreiche wissenschaftliche Artikel zum Themenkreis Rauchen veröffentlicht.

Rauchen ist nicht gleich Rauchen

1.1   Rauchen Sie gerne?

So einfach lässt sich diese Frage meistens nicht beantworten. Und vor allem ist die Antwort auf diese Frage bestimmt nicht immer die gleiche.

Ja, ich rauche gerne!

Ja, eigentlich rauchen Sie gerne! Sonst würden Sie vermutlich nicht mehr rauchen oder hätten erst gar nicht damit begonnen. Besonders eindeutig ist das »Ja« bestimmt, wenn Sie gerade an einer Zigarette ziehen, die entspannt, wachhält oder beruhigt. Aber vielleicht grübeln Sie auch schon seit Längerem, ob Sie wirklich noch hundertprozentig gerne rauchen. Schließlich sind Sie sich, so wie viele oder die meisten anderen Raucher und Raucherinnen, längst der Tatsache bewusst, dass es für das gesundheitliche Wohlbefinden nicht die optimale Verhaltensweise darstellt. Außerdem haben Sie vermutlich auch schon oft genug von wohlmeinenden Angehörigen, Freunden und Bekannten gehört, dass Sie an Ihrem Rauchverhalten etwas ändern sollten. Auch der Hausarzt und andere um Ihr Wohlergehen besorgte Personen haben Sie zweifelsohne schon mit dem guten Ratschlag beglückt, das Rauchen doch endlich aufzugeben. Somit sollten Sie zumindest nach Meinung anderer mit dem Rauchen aufhören wollen. Doch das ist, frei nach dem Motto »Lass die Leute reden«, bestimmt nicht genug Antrieb, um sich die letzte Zigarette anzuzünden und dann für immer aufzuhören. Es hinterlässt jedoch Spuren, und Sie setzen sich bewusst oder unbewusst mit dem Gedanken, doch etwas zu ändern, auseinander. Dass Sie dieses Buch bis hierher gelesen haben, zeugt bereits von Ihrem Interesse, sich mit Ihrem Rauchverhalten zu beschäftigen. Ein gänzlich zufriedener Raucher hätte wohl nicht so lange durchgehalten. Lesen Sie weiter, vielleicht sind Anregungen für Sie dabei.

Episode aus der Rauchfrei-Beratung
Beraterin: »Guten Tag. Was führt Sie zu uns?«
Raucher: »Guten Tag! Meine Frau ist der Ansicht, ich sollte das Rauchen einstellen, und jetzt schau ich mir einmal an, wie Sie mir das Rauchen abgewöhnen.«
Beraterin: »Wollen Sie selbst eigentlich aufhören?«
Raucher: »Nein, eigentlich nicht!
Beraterin: »Dann wird es schwierig werden! Ohne Ihre Mitarbeit und Bereitschaft zu einer Veränderung können wir wenig machen. Wir sind leider keine Autowerkstätte.«

Ich rauche zeitweise gerne

Naja, die erste Zigarette des Tages schmeckt schon gut. In manchen Situationen gehört das Rauchen nach vielen Jahren einfach dazu, und Sie können sich schwer vorstellen, ohne Zigarette auszukommen. Wenn Sie doch *nur die wichtigsten* Zigaretten rauchen könnten, dann wäre das schon richtig toll. Allerdings kommen über den Tag verteilt viele Gelegenheiten, bei denen es nicht so einfach ist, das Rauchen zu unterlassen, und Sie ärgern sich über sich selbst.

Episode aus der Rauchfrei-Beratung
Raucher: »Ich kann mir überhaupt nicht vorstellen, zum Kaffee, nach dem Essen, beim Weggehen oder in meinem Lieblingslokal nicht mehr zu rauchen.«
Berater: »Sie werden sehen, die meisten Situationen werden gar nicht so schwierig sein, und nach kurzer Zeit wird auch das Nichtrauchen zur Gewohnheit. Nur Alkoholkonsum gemeinsam mit rauchenden Freunden sollten Sie anfangs meiden.«

> **Ausrede: »Ich kann aufhören, wenn ich will.«**
> Zum Nachdenken: Warum machen Sie es nicht? Wer oder was hält Sie auf? Legen Sie Ihre Zigaretten weg, und wenn es so einfach ist, werfen Sie sie zusammen mit diesem Buch in den Müll! Wir empfehlen, eventuell zuvor noch ▶ Kap. 7 und 8 zu lesen. Es freut uns, dass wir so schnell helfen konnten. Vergessen Sie nicht, uns eine E-Mail zu schreiben. Wir freuen uns über Ihren Erfolg.
>
> E-Mail: erfolg@nikotininstitut.at

Nein, Sie sind schon seit längerer Zeit unzufrieden. Zwanzig Jahre sind eindeutig genug. Sie haben Ihr Vorhaben, etwas an Ihrem Rauchverhalten zu ändern, bisher nur noch nicht realisiert. Oft denken Sie morgens darüber nach, dass Sie aufhören wollen, tun es dann aber doch nicht. Vielleicht haben Sie auch kleine Kinder in Ihrer Umgebung, denen Sie ein Vorbild sein wollen. Einige Ihrer Freunde und Freundinnen haben bereits aufgehört. Die haben es ja auch geschafft, obwohl manche gar nicht so willensstark wirken. Wenn Sie einen ernsthaften Versuch starten, ist es auch für Sie möglich! In ▶ Kap. 14 können Sie sich schon einmal einen Überblick über das in diesem Buch beschriebene 5-Wochen-Programm verschaffen.

Nein, ich will aufhören

Episode aus der Rauchfrei-Beratung
Beraterin: »Warum wollen Sie mit dem Rauchen aufhören?«

1

Raucherin: »Eigentlich komme ich mir schon lange blöd vor, dass ich noch immer rauche. Meine Freundin hat es längst geschafft, aufzuhören, und in meinem Freundeskreis werden die Rauchenden immer weniger.«

> **Ausrede: »Aufhören? Das probiere ich sowieso jeden Tag!« (frei nach Mark Twain)**
> Unsere Meinung: Wir denken doch, dass hier die Ernsthaftigkeit fehlt. Gehen Sie in sich! Versuchen Sie es wirklich? Nach unseren Erfahrungen unternehmen Raucher und Raucherinnen ernsthafte Aufhörversuche eher selten, im Durchschnitt etwa alle zwei bis drei Jahre. Wie viele Ihrer Rauchstoppversuche würden Sie als ernsthaft bezeichnen?

Episode aus der Rauchfrei-Beratung
Der achtjährige Sohn liest die Warnhinweise auf Zigarettenpackungen und fragt: »Du, Papa, stimmt das, was da steht?«
Vater: … (Ja, da fällt die Argumentation deutlich schwerer als gegenüber nicht rauchenden Arbeitskollegen …)

Unzufriedenheit

Falls Ihnen beim Lesen dieser Zeilen eine gewisse Unzufriedenheit mit Ihrem Zigarettenkonsum auffällt, können wir Sie beruhigen: Sie sind nicht allein. Etwa zwei Drittel aller Raucher geht es genauso.

1.2   Wer ist überhaupt ein Raucher?

Raucher ist nicht gleich Raucher

Viele Raucher und Raucherinnen glauben, dass sie nur aus Gewohnheit oder bei bestimmten Gelegenheiten rauchen. Abzugrenzen ist davon der berühmte Gelegenheitsraucher, der bei jeder Gelegenheit raucht. Es gibt also, kurz gefasst, viele Abstufungen und Unterschiede im Rauchverhalten. Wir verraten Ihnen ein Geheimnis: Den Freund, den Sie vielleicht kennen, der nur ab und zu eine Zigarette raucht und dann mitunter Tage gar nicht, zählen wir nicht unbedingt zu den richtigen Rauchern. Am anderen Ende der Skala befinden sich Menschen, die nachts sogar mehrmals wach werden und nur weiterschlafen können, nachdem sie eine Zigarette geraucht haben. Wieder andere können zwar gut schlafen, aber es fällt ihnen schwer, auch nur einen Vormittag ohne Zigarette auszukommen.

Zu welcher Rauchergruppe würden Sie sich selbst rechnen? Gehören Sie zu den glücklichen »Rauchern«, die ab und zu eine Zigarette rauchen können? Oder sind Sie eher jemand, der regelmäßig 20 bis 30 Zigaretten pro Tag konsumiert? Setzen Sie sich mit Ihrem Konsum ein wenig auseinander. Ein kurzer Test kann Ihnen bei Ihrer Selbsteinschätzung helfen (▫ Abb. 1.1).

Das Wort »Abhängigkeit« ist heute in aller Munde. Prinzipiell unterscheidet man stoffliche und nichtstoffliche Abhängigkeiten. Egal, ob eine Abhängigkeit substanzgebunden ist oder nicht: Im Gehirn laufen dabei wohl ähnliche Vorgänge ab. So verbringen Menschen Stunden vor dem einarmigen Banditen, ohne essen und trinken zu müssen. (In vielen Spielhallen stellen die Betreiber derselben Getränke und Brötchen aus gutem Grund kostenfrei direkt neben dem Automaten zur Verfügung.) Raucher tun sehr viel, um zu ihren Zigaretten zu kommen. Es ist davon auszugehen, dass all diese Aktivitäten zu einer Stimulation des Belohnungszentrums im Gehirn führen. Mit dem hier abgedruckten Test (▫ Abb. 1.1) lässt sich grob einschätzen, wie wichtig der Nikotinkonsum für die Aufrechterhaltung Ihres Rauchverhaltens ist. Wenn Sie vier oder weniger Punkte erreicht haben, setzen Sie Nikotin wohl eher zielgerichtet wegen der Wirkung ein. Ab fünf Punkten spielt auch die Vermeidung von Entzugserscheinungen eine größere Rolle. Kurz gefasst: Je höher Ihre Punktzahl bei diesem Test ist, desto dringlicher würden wir Ihnen zu einer Veränderung Ihres Rauchverhaltens raten.

Test zur Nikotinabhängigkeit

Was ist Abhängigkeit?

Episode aus der Rauchfrei-Beratung
Berater: »Zur Frage: Fällt es Ihnen schwer, an Orten, wo das Rauchen verboten ist, nicht zu rauchen?«
Raucher aus Wien: »Nein, da gehe ich natürlich nicht hin.«
Berater: »Dann bekommen Sie zwei Punkte, obwohl es bei dieser Testfrage eigentlich nur einen Punkt zu »erreichen« gibt. Dafür, dass Sie sogar schon auf Aktivitäten verzichten, um rauchen zu können, haben Sie sich wohl einen Extrapunkt verdient. Das ist kein gutes Zeichen.«

Episode aus der Rauchfrei-Beratung
Freund der Autoren (Psychiater): »Euer Test taugt nichts: Meine Frau raucht nur, wenn ich nach Hause komme, sie ist aber sicher abhängig.«
Ernest *(denkt): Vielleicht liegt es an dir?*
Ernest (sagt): »Wirklich? Eine interessante Geschichte.«

Materialien aus Groman/Tröstl, Rauchfrei in 5 Wochen		
	Fagerström-Test zur Nikotinabhängigkeit	Seite 1

Fagerström-Test zur Nikotinabhängigkeit			Jeweils zutreffende Punktzahl eintragen
1	Wann nach dem Aufwachen rauchen Sie Ihre erste Zigarette?	Innerhalb von 5 Min. (3) 6–30 Min. (2) 31–60 Min. (1) Nach 60 Min. (0)	
2	Finden Sie es schwierig, an Orten, wo das Rauchen verboten ist (z.B. Kirche, Bücherei, Kino usw.), das Rauchen zu lassen?	Ja (1) Nein (0)	
3	Auf welche Zigarette würden Sie nicht verzichten wollen?	Die erste am Morgen (1) Andere (0)	
4	Wie viele Zigaretten rauchen Sie im Allgemeinen pro Tag?	Bis zu 10 (0) 11–20 (1) 21–30 (2) 31 und mehr (3)	
5	Rauchen Sie am Morgen im Allgemeinen mehr als während des restlichen Tages?	Ja (1) Nein (0)	
6	Kommt es vor, dass Sie rauchen, wenn Sie krank sind und tagsüber im Bett bleiben müssen?	Ja (1) Nein (0)	
		Gesamtzahl der Punkte:	

Testauswertung:

0–2 Punkte: Nikotin spielt bei Ihrem Tabakkonsum eine sehr geringe Rolle. Es mag sein, dass Sie diese Substanz bei gewissen Gelegenheiten zur Anregung einsetzen. Wir gehen aber davon aus, dass Sie, wenn Sie dies wollen, auch tagelang problemlos rauchfrei bleiben können.

3–4 Punkte: Ihr Konsum dürfte bereits etwas ausgeprägter sein. Die Abhängigkeit von Nikotin ist, wenn überhaupt vorhanden, eher geringfügig ausgeprägt. Sie schaffen es vermutlich auch, die erste Zigarette am Morgen möglichst lange hinauszuzögern. Bei Ihnen scheint das situative Rauchen (Rauchen bei bestimmten Gelegenheiten) oder das Rauchen bei sozialen Aktivitäten im Vordergrund zu stehen.

5–8 Punkte: Bei Ihnen scheint der Konsum von Nikotin sehr wichtig zu sein. Natürlich rauchen Sie auch bei bestimmten Gelegenheiten, doch der regelmäßige und kontinuierliche Konsum dürfte bei Ihnen schon im Vordergrund stehen. Haben Sie den Eindruck, dass Sie noch Kontrolle über Ihr Rauchverhalten haben? Oder läuft der Zigarettenkonsum schon automatisiert ab? Haben Sie den Eindruck, dass Sie unnötige Zigaretten rauchen?

9–10 Punkte: Es sieht so aus, als würden Sie immer rauchen: in Gesellschaft, alleine, bei der Arbeit und in der Freizeit. Ihre Abhängigkeit ist als sehr ausgeprägt zu bezeichnen. Trotzdem können auch Sie zur zufriedenen Nichtraucherin oder zum zufriedenen Nichtraucher werden!

☐ **Abb. 1.1**   Wie abhängig sind Sie? Der Fagerström-Test hilft Ihnen bei der Selbsteinschätzung

> **Ausrede: »Ich bin nur Gelegenheitsraucher. Es ist alles nur Gewohnheit.«**
> Unsere Meinung dazu: Wenn der Betroffene bei jeder Gelegenheit raucht, dann meint er mit »Gewohnheit« wohl etwas anderes als wir. Achtzig Zigaretten aus »Gewohnheit« zu rauchen ist ziemlich krass.

1.3 Nikotin ist eine sehr interessante Substanz

Raucher und Raucherinnen rauchen in den allermeisten Fällen wegen des Nikotins. Versuche, das Nikotin aus den Zigaretten zu entfernen und Raucher auf nikotinfreie Zigaretten umzustellen, funktionieren üblicherweise nur kurzfristig. Nach wenigen Tagen wollen sie wieder auf nikotinhaltige Zigaretten umsteigen. (Gott sei Dank funktioniert es mit alkoholfreiem Bier besser.) Vor allem Raucherinnen beschreiben nikotinfreie Zigaretten oft als »schlecht schmeckend«.

Nikotin wirkt

Nikotin ist eine überaus interessante psychoaktive Substanz. Sie wirkt an spezifischen Andockstellen (Rezeptoren) im Gehirn und kann dadurch die Stimmung der Konsumenten beeinflussen. Jede Raucherin und jeder Raucher kennt und nutzt die »angenehmen« Wirkungen des Nikotins: Bei Aufregung kann es kurzfristig beruhigen und entspannen, bei Müdigkeit anregen. Es handelt sich also um eine Substanz, die je nach Ausgangslage wirkt und gleichzeitig (solange man gesund und den Konsum »gewohnt« ist) die Leistungsfähigkeit nicht beeinträchtigt (◘ Abb. 1.2).

Das Zuliefersystem

Per se ist Nikotin (manche werden jetzt staunen) relativ harmlos. Das Problem ist das brennende Zuliefersystem. Mit dem Rauch einer Zigarette nimmt man zusätzlich ca. 5.000 weitere Substanzen auf, davon sind gesichert mindestens 30 krebserregend. Durch all die Substanzen, die man mit den Zigaretten konsumiert, löst das Rauchen im Körper eine körperliche Stressreaktion aus. Die schädlichen Stoffe der Zigarette entstehen zum Großteil erst beim Verbrennungsprozess. Eigentlich bräuchte man die Zigaretten nur nicht anzuzünden, um sich eine Vielzahl an Schadstoffen zu ersparen. Andere Darreichungsformen, wie zum Beispiel Schnupftabak, Snus (schwedisches Tabakprodukt, das man sich unter die Oberlippe schiebt; ► Kap. 12) oder Kautabak weisen in Abhängigkeit von der Herstellung wesentlich günstigere Risikoprofile auf. Dies gilt natürlich auch für diverse Nikotinersatzprodukte, wie zum Beispiel Kaugummi, Pflaster oder Inhalatoren (► Kap. 10).

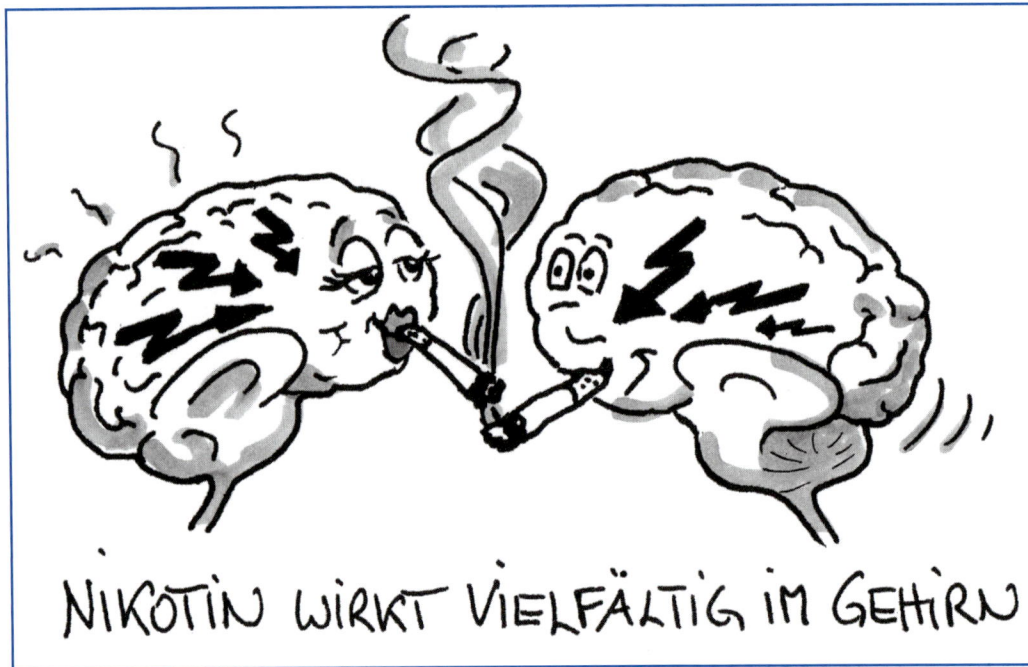

NIKOTIN WIRKT VIELFÄLTIG IM GEHIRN

▪ Abb. 1.2   Nikotin braucht nicht länger als 7 Sekunden, um in vielfältiger Weise auf Ihr Gehirn zu wirken

Episode aus der Politik
Ein österreichischer Politiker meinte zum Thema Zigaretten einst: »Herr Professor, die Leute brauchen die Zigaretten ja nicht zu rauchen, sie sollen sie nur kaufen.«

1.4   Was empfinden Sie beim Rauchen bzw. beim Lesen dieses Buches?

Wie geht es Ihnen?

Das soziale Umfeld vermittelt einem zumeist, dass man »blöd« ist, weil man raucht, da man ja die Zigarette einfach weglegen könnte. Speziell Nichtraucher können oft nicht verstehen, warum Sie noch immer rauchen, und reagieren mitunter entsprechend verständnislos. Besonders emotional werden die gut gemeinten Ratschläge, wenn sich bereits erste gesundheitliche Auswirkungen des Zigarettenkonsums bemerkbar machen. Oft wären diese Zurechtweisungen überhaupt nicht notwendig, da man selbst schon bemerkt hat, dass das morgendliche Husten nicht von einer Erkältung kommt. Vielleicht ist doch etwas dran an der Behauptung, dass Rauchen die Gesundheit schädigen kann? Außerdem geht es Ihnen vermutlich auch auf die Nerven, dass Sie dem Finanzminis-

1.4 • Was empfinden Sie beim Rauchen bzw. beim Lesen dieses Buches?

9

1

terium monatlich einen nicht unbeträchtlichen Teil Ihres Einkommens zur Verfügung stellen. Keiner zahlt gerne derart hohe Abgaben, aber da Sie diesen Beitrag schon seit vielen Jahren leisten, fällt es Ihnen nicht mehr sonderlich auf. Wenn Sie diese Überlegungen vielleicht schon angestellt haben, dann ist dieses Buch in Ihren Händen genau richtig. Lesen Sie weiter!

> **Ausrede: »Ich habe schon immer morgens gehustet, und mit der ersten Zigarette wird das besser.«**
> Die Fakten dazu: Sind Sie sich wirklich sicher? Ja, Zigarettenrauch kann kurzfristig den Hustenreiz lindern, da das Flimmerepithel – das sind feine Härchen im Bronchialsystem der Lunge – gelähmt wird. Dadurch kann es aber seine eigentlichen Reinigungsfunktionen nicht mehr erfüllen. Der Schmutz bleibt somit in der Lunge. Vielleicht wäre das Abhusten des Sekrets doch besser?

> **Ausrede: »Mein 90-jähriger Bekannter ist topfit und raucht schon ewig.«**
> Unsere Antwort darauf: Ja, wenn er den jahrzehntelangen Zigarettenkonsum nicht ausgehalten hätte, hätten Sie ihn nicht kennengelernt oder könnten ihn nicht mehr treffen. Es verhält sich hier ähnlich wie bei Überlebenden von Kriegshandlungen. Wie viele Personen mit gleichem Rauchverhalten sind nicht so alt geworden? Auch hier sind Ihnen sicher Schicksale bekannt, wenn Sie genau nachdenken. Der Einzelfall lässt sich leider nicht generalisieren!

> **Ausrede: »Der Staat benötigt ja die Einnahmen aus der Tabaksteuer.«**
> Zum Nachdenken: Zahlen Sie wirklich gerne 80 Prozent Steuern auf den Produktpreis, um dem Staat zu helfen?

Episode aus dem Umfeld des Autorenteams
Ein Bekannter sitzt um 5:30 Uhr morgens auf den Eingangsstiegen seines Einfamilienhauses.
Autorin: »Was machst du denn um diese Zeit hier draußen?«
Bekannter: »Sonst wecke ich die schlafenden Kinder durch mein Husten auf. Jetzt rauche ich eine Zigarette, und dann wird's besser.«

1.5   Falls Sie das Buch geschenkt bekommen haben

Einem geschenkten Gaul …

Sie haben sich vielleicht über das Geschenk gewundert oder geärgert. Welche Botschaft steckt dahinter? Trotzdem haben Sie begonnen zu lesen. Nutzen Sie Ihre Motivation, und fühlen Sie sich durch das Geschenk bestärkt. Sie müssen niemandem etwas beweisen, außer sich selbst. Wer auch immer Sie beschenkt hat, will Sie bei Ihrem Vorhaben unterstützen. Vielleicht soll es auch ein kleiner Hinweis darauf sein, dass es Zeit wäre, an Ihrem Rauchverhalten etwas zu ändern. Auch wenn es möglicherweise nicht ganz das Präsent ist, das Sie sich erwartet haben, können Sie von einem Geschenk gesundheitlich und/oder finanziell kaum mehr profitieren, wenn Sie mit diesem Buch zur Nichtraucherin oder zum Nichtraucher werden.

1.6   Fühlen Sie sich als Raucher oder Raucherin diskriminiert?

Arme Raucher!?

Rauchen wird auch hierzulande immer stärker reglementiert: Früher war es selbstverständlich, dass überall geraucht werden durfte. Heute wird Rauchen durch die gesetzlichen Bestimmungen zum Schutz der nicht rauchenden Menschen sozial immer auffälliger. Dieser Trend dürfte sich in den nächsten Jahren weiter fortsetzen und verstärken. Beispielsweise wird in manchen Regionen der USA schon diskutiert, ob man unter Sonnenschirmen im Freien noch rauchen darf. Raucher werden zunehmend in Raucher-Lounges (eigene Raucherbereiche etwa an Flughäfen) verbannt, oder es gibt überhaupt keine Möglichkeit mehr, in Gebäuden zu rauchen. Es bereitet ja nicht unbedingt Vergnügen, in einer »Besenkammer« des Flughafengebäudes eine Zigarette zu rauchen oder gar im Regen vor einem Nichtraucherlokal zu stehen, während sich drinnen nicht rauchende Freunde angenehm unterhalten. Dies ist eine Situation, die vermutlich allen Beteiligten missfällt und den unterhaltsamen Abend stört. Vielleicht ist es dann doch besser, aufzuhören und sich der Diskussion zu entziehen?

1.7   Wer raucht denn überhaupt noch?

Ist Rauchen noch in?

Das Interesse an Gesundheitsthemen ist groß, und das Geschäft mit dem gesunden Lebensstil blüht. Immer mehr Menschen setzen sich mit der Frage des gesunden Altwerdens auseinander. Entsprechend wächst die Zahl der Raucher, die versuchen, das Rauchen einzustellen. Laut Statistik nimmt die Anzahl der rauchenden Personen in Deutschland ab. Bestimmt kennen Sie erfolgreiche Nichtraucherinnen und Nichtraucher in Ihrem Bekanntenkreis, die vielleicht überraschend zu rauchen aufgehört haben und dies auch schon länger durchhalten. Lassen Sie sich von diesen Erfolgen bestärken. Suchen Sie sich Bekannte oder Freunde, die mit dem Rauchen aufgehört haben, und fragen Sie diese um Rat oder sprechen Sie mit ihnen über ihre Erfahrungen. Sie werden feststellen, dass einige mit dem Thema Rauchen gänzlich abgeschlossen haben und andere nur hin und wieder daran denken. Allen gemeinsam wird sein, dass sie stolz auf sich und glücklich mit ihrer Rauchfreiheit sind. Viele werden Ihnen bestätigen, dass es ihnen viel leichter gefallen ist, als sie anfangs gedacht hatten.

Insgesamt scheinen Gesundheitsthemen die ökonomisch besser gestellten Bevölkerungsschichten schneller zu erreichen. Das soziale Gefälle beim Rauchen nimmt zu: Am meisten rauchen wohl die, die es sich am wenigsten leisten können. Natürlich treffen Gesundheitsfolgen, speziell die daraus resultierenden Kosten, diese Gruppe am schwersten.

Episode aus der Rauchfrei-Beratung
Vorstandsdirektor eines internationalen Konzerns (ca. 50 Jahre, 40–60 Zigaretten am Tag): »Heutzutage rauchen doch nur mehr die sozial Benachteiligten.« *(Formulierung geschönt)*
Berater: »Ja, besonders starke Raucher finden wir häufig in diesem Umfeld. Trotzdem gibt es noch in allen Bevölkerungsschichten starke Raucher und Raucherinnen. Die gesundheitlichen Schäden sind aber, abhängig vom Konsum, für alle gleich.«

Haben Sie eine Partnerin oder einen Partner, die bzw. der Sie in Ihrem Vorhaben unterstützt? Ihren Rauchstopp sollten Sie keinesfalls geheim halten. Es ist ganz wichtig, dass Sie sich mit nahestehenden Personen besprechen. Zum einen legen Sie sich dadurch in Ihren Zielen fest, und zum anderen können Sie auf entsprechenden Rückhalt zählen. Falls Ihre Partnerin oder Ihr Partner raucht, könnten Sie einen gemeinsamen Rauchstopp in Erwägung ziehen. Sollte Ihre Partnerin oder Ihr Partner dies aber nicht wollen, ist entscheidend, dass Sie beide sich auf die neue Situation vorbereiten.

1.8 Rauchen und Lebensstil

Spätestens mit der Wende zum 20. Jahrhundert ist durch die industrielle Revolution und die damit verbundene maschinelle Pro-

Teil der Persönlichkeit?

1

duktion die Zigarette auch für den Normalbürger erschwinglich geworden. Seit damals wird (erfolgreich) versucht, die Zigarette in den Lebensstil der Konsumenten zu integrieren und als individuellen Ausdruck der Persönlichkeit darzustellen. Betonen Sie wirklich Ihre Individualität, wenn Sie etwas mit zirka 30 Prozent der Bevölkerung teilen? Rauchende Frauen werden häufig als emanzipiert und selbstständig dargestellt. Bedeutet Emanzipation wirklich, männliche Verhaltensweisen zu kopieren?

Film und Fernsehen

Während es im öffentlichen Leben immer schwieriger wird, einen Platz zum Rauchen zu finden, wird in Film und Fernsehen nach wie vor munter geraucht. Diese Form der Produktplatzierung ist vermutlich deutlich einprägsamer, als es ein Werbebanner je sein kann. Man versucht am Modell zu zeigen, wie sich Raucherinnen und Raucher in gewissen Situationen verhalten können. Mit einer Zigarette scheint im Film vieles besser zu gehen oder zu werden. Raucher werden häufig als cool, entspannt, risikofreudig und einfach lockerer als Nichtraucher dargestellt. Aber ist es cool, wenn Sie um Mitternacht das Haus verlassen müssen, um Zigaretten zu besorgen? Ist es risikofreudig, wenn Sie dann am Zigarettenautomaten stehen und sich Ihr Alter mittels Bankomatkarte bestätigen lassen müssen? Entspannt es Sie, den Automaten mit Ihrem Geld zu füttern? Sind Sie wirklich lockerer als nicht rauchende Menschen, wenn Sie immer darauf achten müssen, genügend Zigaretten dabei zu haben, oder keine Luft mehr bekommen? Filme zeigen wohl selten ein Abbild der Realität, oder? Wobei es natürlich fein ist, wenn die Kulturschaffenden gefördert werden. Wir haben schließlich alle etwas davon.

> **Ausrede: »Die Zigarette gehört einfach zu mir und meinem Lebensstil.«**
> Unsere Meinung dazu: Gratulation – dann hat die Werbung bei Ihnen gut gewirkt. Jede im Film gerauchte Zigarette wird heutzutage gut bezahlt, mit dem Ziel, Sie in dieser Meinung zu bestärken. Es gibt keine Aktivität, bei der Sie wirklich rauchen müssen, oder fällt Ihnen eine ein?

> **Ausrede: »Werbung hat keinen Einfluss auf mich. Ich rauche nicht, weil ich es im Fernsehen sehe.«**
> Zum Nachdenken: Sie vielleicht nicht, aber eventuell andere. Glauben Sie, man investiert all diese Werbebudgets nur zum Jux?

Episode aus der Rauchfrei-Beratung
Raucher: »Letztens ist mir aufgefallen, dass sogar Lucky Luke die Zigarette weggenommen wurde.«
Berater: »Ja, dem wurde das Rauchen schon in den 1980er-Jahren abgewöhnt. Das Erschießen von anderen Zeichentrickfiguren übrigens auch.«

1.9 Haben Sie bereits ein Ziel vor Augen?

Sie möchten etwas an Ihrem Rauchverhalten ändern. Wie soll diese Veränderung aussehen? Wollen Sie das Rauchen beenden, reduzieren oder einfach mehr Kontrolle über Ihren Konsum gewinnen? Dass wir Ihnen den vollständigen Rauchstopp nahelegen, versteht sich von selbst. Trotzdem sind alle Veränderungen, die zu einem reduzierten Rauchverhalten führen, begrüßenswert und werden von uns daher ebenso unterstützt. Aus Erfahrung wissen wir, dass die meisten Raucher nur mit vollständiger Rauchfreiheit wirklich zufrieden sind. Vielfach ist daher die Reduktion ein Einstieg in die Abstinenz. Denken Sie darüber nach – wir kommen darauf zurück.

Zeit für Veränderung

> **Ausrede: »Man kann nur ganz oder gar nicht aufhören. Alles andere bringt nichts«**
> Unsere Meinung dazu: Von Raucherinnen und Rauchern wissen wir, dass zumindest bei höherem Konsum viele »unnötige« Zigaretten geraucht werden. Eine Reduktion um bis zu 30 Prozent ist daher mit etwas Selbstbeobachtung möglich. Kein vernünftiger Mensch wird bestreiten, dass eine Reduktion von 40 auf 20 Zigaretten pro Tag Sinn macht. Jede nicht gerauchte Zigarette ist ein Gewinn.

Ihre Motive für den Rauchstopp

Was verursacht Ihre Unzufriedenheit? Spontan können Sie bestimmt den einen oder anderen Grund nennen, der für Sie ausschlaggebend ist. Vermutlich sind es aber viele Argumente, die für einen Rauchstopp oder eine Reduzierung Ihres Zigarettenkonsums sprechen. Wenn wir uns gemeinsam die verschiedenen Motive ansehen, wird ihre Motivation noch weiter steigen, und Sie werden sich darin bestärkt fühlen, Ihr Vorhaben umzusetzen.

2.1   Geld

Geld und Konsum

Mit dem lieben Geld ist das so eine Sache. Untersuchungen zeigen immer wieder, dass die Kostenfrage eher junge Raucher beeindruckt und beeinflusst: 10 Prozent Preiserhöhung bedeuten mindestens 5 Prozent weniger rauchende Jugendliche. Wenn Sie erst kürzlich zu rauchen begonnen haben, wird Ihnen das Geld, das Sie für Zigaretten ausgeben, eher im Portemonnaie fehlen. Rauchen Sie bereits seit vielen Jahren regelmäßig, vermissen Sie das Geld vermutlich nicht so sehr, da die Ausgaben für Zigaretten zu Ihren fixen monatlichen Kosten dazugehören. Trotzdem haben die Zigarettenpreise mittlerweile Höhen erreicht, die an keiner Geldbörse spurlos vorübergehen (◘ Abb. 2.1). Und weil jede Zigarettenpreiserhöhung zumindest kurzfristig die Gemüter erhitzt, werden Preisanpassungen fast immer nur in kleinen Schritten vorgenommen. Die Raucher nehmen die neuerliche Preiserhöhung dann in der Regel verärgert in Kauf, und das Loch in der Geldbörse wird noch ein bisschen größer.

Geld bleibt übrig

Trotzdem sollten Sie das ökonomische Motiv nicht unterschätzen. Es ist ein wichtiger Baustein für Ihren Erfolg! Sie haben sich doch bestimmt schon mal ausgerechnet, wie viel Geld Sie pro Monat für Zigaretten ausgeben. Falls Sie dies noch nicht oder schon lange nicht mehr probiert haben, dann wäre es jetzt an der Zeit, den Rechner anzuwerfen. Vermutlich haben Sie den Hinweis auf die Kosten schon oft von Nichtrauchern bekommen und mitunter genervt reagiert. Verständlich, wenn Sie mit Ihrem Konsum zufrieden sind – aber das sind Sie jetzt ja nicht mehr, und somit lohnt sich der Blick auf dieses Argument.

Kostenrechner

Unter folgendem Link finden Sie einen Kostenrechner, der Ihnen Ihre Ausgaben für Zigaretten verdeutlichen kann: ► http://rauchertelefon.at/aufhoeren/tests-tools/kosten-rechner/ [Stand: 1. Oktober 2013]. In die einfache Eingabemaske sind Rauchstart-Alter, derzeitiges Alter, Zigarettenzahl und Zigarettenpreis einzugeben. Sie erhalten dann eine grobe Abschätzung des Einsparpotenzials, wenn Sie auf null Zigaretten pro Tag reduzieren. Künftige Preiserhöhungen sind natürlich dabei nicht berücksichtigt.

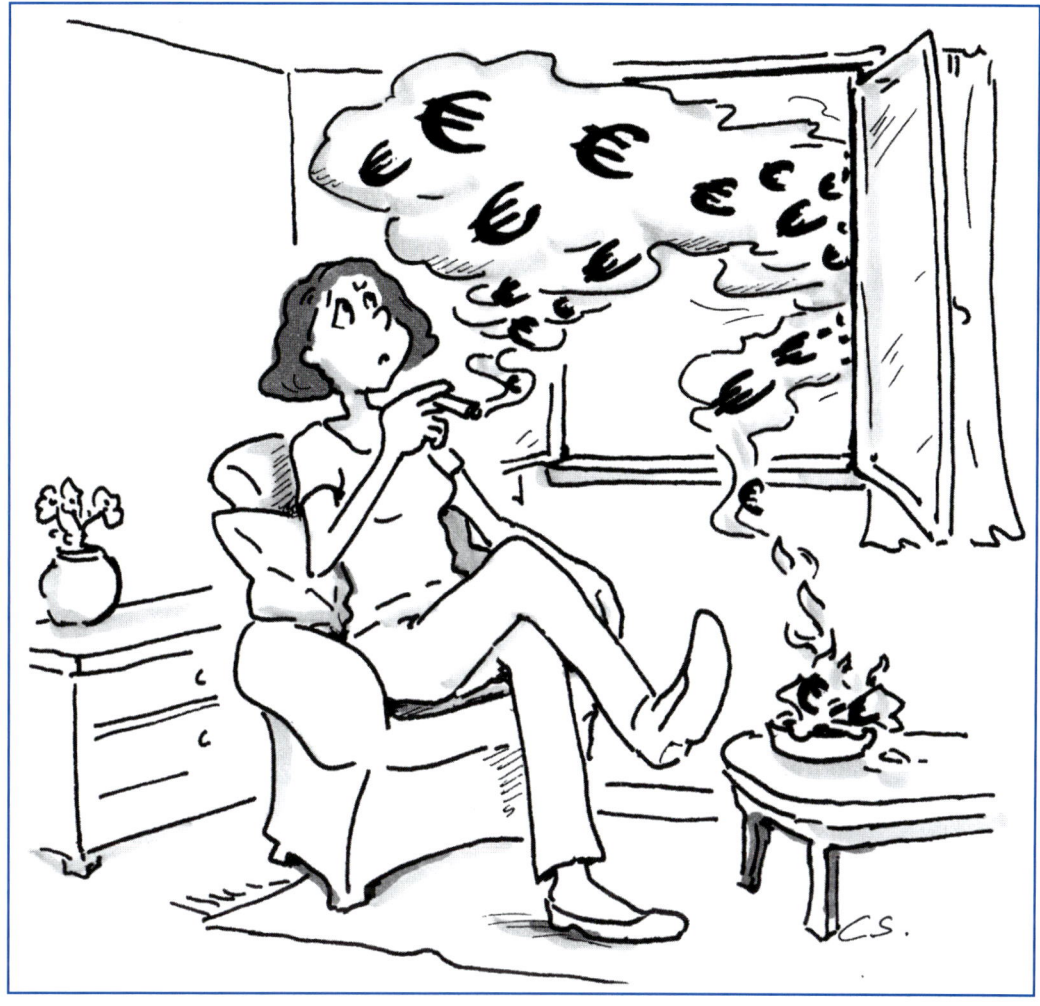

🔲 **Abb. 2.1** Das Geld geht in Rauch auf

Ausrede: »Das Geld bleibt ohnehin nicht übrig.«
Unsere Meinung dazu: Oft wird der verfügbare Betrag gleich
in andere Konsumgüter investiert und fällt daher nicht unbedingt auf. Bei genauerem Blick auf das Budget können Sie sich
aber mehr leisten, auch wenn der Geldbetrag nicht auf einem
Sparbuch landet. Wenn Sie möchten, dann füttern Sie konsequent Ihr Sparschwein. Wenn Sie zu den Menschen gehören,
denen das zu mühevoll ist, dann eröffnen Sie ein Sparkonto
und richten einen – vielleicht sogar wöchentlichen – Dauerauftrag ein. Dann geht das Geld regelmäßig vom Konto ab
und kann nicht nebenbei ausgegeben werden.

2

Episode aus der Rauchfrei-Beratung
Berater: »Sie haben in den letzten Jahren schon ein kleines Vermögen verraucht.«
Raucher: »Das ist schon richtig, wenn ich darüber nachdenke. Aber, Herr Doktor, wo ist denn Ihr Ferrari?«
Berater (schmunzelnd): »Ich will nicht angeben.«

Episode aus der Rauchfrei-Beratung
Frau H. rauchte durchschnittlich 20 Zigaretten pro Tag, als sie zu uns in die Raucherberatung kam, und hatte bis dahin alle Preiserhöhungen brav mitgemacht. Frau H. war zu diesem Zeitpunkt 46 Jahre alt und rauchte Zigaretten der mittleren Preiskategorie. Pro Tag benötigte sie für ihren Zigarettenkonsum 3,75 €. Wir errechneten mit ihr gemeinsam, dass sie pro Woche immerhin schon 26,25 € ausgab. In einem Monat wuchs der errechnete Betrag bereits auf 112,50 € an. Und nach einem Jahr war die beachtliche Summe von 1.368,75 € in Rauch aufgegangen.

Frau H. hat unseren Tipp, das Geld monatlich per Dauerauftrag auf ein Sparbuch zu überweisen, befolgt und uns nach etwas mehr als einem Jahr eine hübsche Karte aus ihrem so finanzierten Luxusthermenurlaub geschickt. Den Hinweis, uns die Hälfte des ersparten Geldes zukommen zu lassen, hat sie leider nicht befolgt. (Bisher konnten wir niemand von unseren Ex-Raucherinnen und -Rauchern dafür begeistern. Falls bei Ihnen der dringende Wunsch aufkommen sollte, uns an Ihrem ökonomischen Gewinn zu beteiligen, stellen wir auf Anfrage gern unsere Kontonummer zur Verfügung.)

Belohnung

Was könnten Sie mit dem Geldbetrag anstellen? Stellen Sie sich vor, Sie hätten diesen Betrag zu Ihrer freien Verfügung. Shopping bis zum Abwinken? Doch lieber der wohlverdiente Urlaub oder ein neuer Fernseher? Je nachdem, wie viel Sie rauchen, kann der Betrag, der in einem Jahr zusammenkommt, beträchtlich sein; in jedem Fall lässt er Spielraum für Ihre Fantasie. Was auch immer Sie mit dem Geld machen wollen, freuen Sie sich darauf!

Ausrede: »Ich gönne mir ja sonst nichts!«
Unsere Meinung dazu: Dann wird es aber höchste Zeit! Worauf warten Sie noch?

2.2   Gesundheit

Rauchen ist *der* vermeidbare Risikofaktor für Ihre Gesundheit. Sie können mit keiner anderen Einzelmaßnahme so viel für Ihre Gesundheit tun wie mit dem Einstellen des Rauchens oder zumindest der Reduktion Ihres Zigarettenkonsums.

Der vermeidbare Risikofaktor

Die American Cancer Society hat viele Untersuchungen zu den positiven Effekten eines Rauchstopps zusammengefasst. Bereits 20 Minuten nach der letzten Zigarette sinken Herzfrequenz und Blutdruck. Acht Stunden später sinkt bereits der Kohlenmonoxidspiegel im Blut auf normale Werte. Nach zwei Wochen bis drei Monaten verbessern sich Herz-Kreislauf- und Lungenfunktion. Einen Monat bis neun Monate nach dem Rauchstopp verringern sich Hustenanfälle und Kurzatmigkeit, die Flimmerhärchen der Lunge beginnen sich zu regenerieren, der Schleim aus der Lunge kann besser abgehustet werden, und das Risiko einer Infektion sinkt. Wenn Sie ein Jahr rauchfrei sind, verringert sich das Risiko, eine koronare Herzkrankheit zu entwickeln, um die Hälfte gegenüber einer weiterhin rauchenden Person. Das Schlaganfallrisiko kann sich nach zwei bis fünf Jahren wieder auf das einer Nichtraucherin oder eines Nichtrauchers reduzieren. Das Lungenkrebsrisiko halbiert sich nach zehn rauchfreien Jahren gegenüber dem eines Rauchers, der nichts an seinem Verhalten geändert hat. Kurz: Ein Rauchstopp zahlt sich immer aus und bringt viele positive Effekte für Ihren Körper.

Obwohl die Gesundheit oft das Hauptargument für den Rauchstopp ist, wollen wir die Diskussion darüber kurz halten. Damit haben Sie sich bestimmt schon ausführlich beschäftigt, und Sie wissen, dass der Zigarettenrauch Ihrem Körper schadet. Das Tückische ist allerdings, dass die schädigende Wirkung langsam und stetig voranschreitet. In den ersten Jahren werden Sie kaum gesundheitliche Auswirkungen merken. Auch die sportliche Leistungsfähigkeit wird nicht sofort nachlassen. Erst mit den Jahren machen sich immer mehr negative Folgen der dauerhaften Belastung, mit der Ihr Körper zurechtkommen muss, bemerkbar. Weil die Wirkung stark verzögert eintritt, ist die Ursache rational nur schwer nachvollziehbar. Doch früher oder später zeigen sich die schädlichen Nebenwirkungen des Rauchens – wann, ist abhängig von Ihrem Rauchverhalten. Je mehr und je länger Sie rauchen, desto früher werden Sie Auswirkungen bemerken. Spätestens wenn eine rauchende Bekannte in Ihrem Alter plötzlich erkrankt, beginnen Sie darüber nachzudenken, ob nicht doch ein Zusammenhang zwischen Zigarettenkonsum und Krankheit bestehen könnte. Generell gilt, dass bereits für die meisten zigarettenrauchassoziierten

Gesunde Zigaretten gibt es nicht

2

Erkrankungen eine Dosis-Wirkungs-Beziehung etabliert ist: Je mehr Sie rauchen, desto eher passiert etwas.

Episode aus der Rauchfrei-Beratung
Beraterin: »Warum wollen Sie etwas an Ihrem Zigarettenkonsum ändern?«
Raucher: »Mein Freund Karl ist genauso alt wie ich, wir sind gemeinsam zur Schule gegangen. Er hat immer 60 Zigaretten pro Tag geraucht, und jetzt hatte er mit 50 Jahren einen Herzinfarkt. Ich habe ihn gestern im Spital besucht, er sah gar nicht gut aus. Das würde ich mir gerne ersparen.«
Beraterin: »Das kann ich gut nachempfinden.«

Lungenkrebs

Rauchen ist ursächlich für ein Drittel aller Krebserkrankungen sowie für 90 Prozent der Lungenkarzinome verantwortlich. Mit großer Anstrengung werden immer wieder andere Ursachen für Lungenkrebs bemüht. Wenn Sie nicht geraucht oder ungeschützt in einem Uranbergwerk gearbeitet haben, dann ist Ihr Risiko, an Lungenkrebs zu erkranken, trotzdem äußerst gering. In der Medizin wurde diese Erkrankung vor dem Zeitalter der maschinellen Produktion von Zigaretten und dem damit verbundenen Massenkonsum als überaus selten bezeichnet. Damals war es für Medizinstudenten eine Sensation, im Obduktionssaal ein Lungenkarzinom zu sehen. Heute ist Lungenkrebs zu einer sehr häufigen Krankheit geworden. Bei Männern in Österreich und Deutschland stellt Lungenkrebs immer noch die häufigste Krebs-Todesursache dar. Ein Großteil dieser Todesfälle wäre vermeidbar, wenn es weniger Raucher gäbe. Sicher kennen auch Sie jemanden in Ihrem Umfeld, der bereits ernsthaft an den Folgen des Rauchens leidet.

> **Ausrede: »Herr XY hat nie geraucht und trotzdem Lungenkrebs.«**
> Wir geben zu bedenken: Vielleicht hat er als Passivraucher mitgeraucht? Natürlich gibt es bei Krebserkrankungen auch ein individuelles Risiko, das man allerdings (noch) nicht mit Routineverfahren messen kann. Aus diesen Einzelbeispielen kann man keine allgemeinen Schlüsse ziehen. Vermeiden Sie das Hauptrisiko für Lungenkrebs, dann sind Sie auf der sicheren Seite.

Rauchen ist auch ein wesentlicher Faktor bei der Entstehung sonstiger Atemwegs- und Herz-Kreislauf-Erkrankungen.

Unter den vielen Erkrankungen der Atemwege möchten wir nur die COPD (Chronisch obstruktive Lungenerkrankung) genauer besprechen. Bei dieser Erkrankung, die in der Mehrzahl der Fälle vom Rauchen verursacht wird, geht funktionelles Lungengewebe zugrunde. Da dieses Gewebe für die Sauerstoffaufnahme notwendig ist, kommt es zu zunehmender Atemnot bei den Patienten und Patientinnen. Ohne Rauchstopp kann diese Krankheit nicht zum Stillstand kommen und endet mit der Invalidisierung und dem Tod der betroffenen Person.

Lungengewebe schwindet

Bei den Gefäßerkrankungen wollen wir besonders auf die »Schaufensterkrankheit« (periphere arterielle Verschlusskrankheit, abgekürzt pAVK) hinweisen. Wie der Name schon sagt, handelt es sich um eine Erkrankung der peripheren Arterien, in der Regel der Beinarterien. Diese Krankheit ist durch zunehmende Schmerzen beim Gehen gekennzeichnet, die dazu führen, dass betroffene Personen nur noch kurze (und immer kürzer werdende) Strecken schmerzfrei zurücklegen können. Beobachterinnen erhalten den Eindruck, dass die Betroffenen einen Schaufensterbummel unternehmen, weil sie so häufig stehenbleiben müssen. Durch die kurzen Pausen lässt der Schmerz nach, da der Sauerstoffbedarf der Beinmuskulatur sinkt, und man kann ein Stück weitergehen. Rauchen ist ein wesentlicher Risikofaktor für diese und andere Gefäßerkrankungen. Dieses auch als »Raucherbein« bekannte Leiden endet häufig mit der Amputation des betroffenen Beins bzw. der betroffenen Beine.

Schaufensterkrankheit

Episode aus der Studienzeit der Autoren
Prüfer der Medizinischen Universität Wien (Pathologie): »Und nun nennen Sie mir bitte noch die Risikofaktoren für diese Erkrankung.«
Student: »Da fällt mir das Rauchen ein.«
Prüfer (ärgerlich): »Sie haben wohl nichts gelernt. Rauchen ist ja ein Risikofaktor für fast alle Erkrankungen.«

Als weiteres und besonders gewichtiges Beispiel wollen wir noch den Herzinfarkt nennen. Vor allem Männer im mittleren Lebensalter sind davon betroffen. Eine Vielzahl der Infarkte endet tödlich, bevor der oder die Betroffene das Krankenhaus erreicht. Wie Sie sicher wissen, spielen beim Herzinfarkt auch andere Risikofaktoren eine Rolle. Minimieren Sie die Summe der Risikofaktoren! Wenn Sie schon rauchen, bringen Sie wenigstens Ihren Fettstoffwechsel in Ordnung. Ihr Arzt wird Sie dabei bestimmt unterstützen. Über den Rauchstopp freut sich Ihr Herz in jedem Fall.

Herzinfarkt

Ausrede: »Andere sind übergewichtig, und ich rauche eben.«

Unsere Meinung dazu: Sie haben recht, es gibt auch viele andere Risikofaktoren für Ihre Gesundheit. Rauchen ist trotzdem das primäre vermeidbare Risiko. Essen muss man, rauchen nicht! Es gibt auch viele normalgewichtige Nichtraucherinnen und Nichtraucher.

Ausrede: »Jeder Mensch muss einmal sterben!«

Zum Nachdenken: Richtig, allerdings kommt es auch darauf an, wie es Ihnen die letzten zehn Jahre davor gesundheitlich geht. Die Lebenserwartung steigt, und somit wird das gesunde Älterwerden ein immer wichtigeres Thema. Genießen Sie Ihre Ruhestandsjahre!

Ausrede: »Das Pensions- und Rentensystem wäre ohne uns Raucher ja gar nicht finanzierbar.«

Unsere Meinung dazu: Gott sei Dank sorgen sich wenigstens die Raucherinnen und Raucher um den Staat. Ob sie wirklich helfen, Geld zu sparen, ist äußerst umstritten. Die Kosten verlagern sich vermutlich von der Pensions- bzw. Rentenkasse zur Krankenkasse, denn nicht jeder Raucher stirbt plötzlich ohne Vorerkrankungen. COPD- und pAVK-Patienten leiden schwer, unter Umständen jahrzehntelang, an diesen Erkrankungen – und ihre Angehörigen mit ihnen.

Ausrede: »Autofahren ist viel gefährlicher als Rauchen.«

Die Fakten dazu: In jungen Jahren sind Unfälle tatsächlich die Todesursache Nummer eins (in der Altersgruppe der 10- bis 19-Jährigen in Österreich). Das ändert sich allerdings mit zunehmendem Alter. Krankheiten, bei denen Rauchen zu den Hauptrisikofaktoren zählt, treten in den Vordergrund. Rauchen während der Fahrt macht das Autofahren übrigens noch gefährlicher und ist ähnlich dem Telefonieren wohl eine nicht zu unterschätzende Ablenkung. Wir haben auch schon telefonierende und gleichzeitig rauchende Autofahrer gesehen. Was man mit nur zwei Händen so alles auf die Reihe bringt … Apropos Rauchen in engen Räumen: Die Schadstoffkonzentrationen im Wageninnern erreichen mitunter schwindelerregende Höhen.

> **Ausrede: »Ich rauche Light-Zigaretten, die sind nicht so gefährlich.«**
>
> Tatsache ist: Der Begriff »light« für Zigaretten wurde von der EU verboten. Manche Raucherinnen und Raucher tendieren dazu, bei schwächeren Zigaretten die Stückzahl oder die Inhalationstiefe zu steigern und so den »Light«-Anteil zu kompensieren. Das bringt dann wirklich wenig gesundheitlichen Benefit. Einen Umstieg von leichteren auf stärkere Zigaretten würden wir aber niemandem empfehlen.

Light-Zigaretten

2.3 Kinder

Für viele Raucherinnen und Raucher sind die Familiensituation und das nahe Umfeld der größte Motivator. Kinder sind mit Sicherheit Ihre größten Kritiker. Sie nehmen kein Blatt vor den Mund und sagen meistens ehrlich, was sie denken. Im Volks- bzw. Grundschulalter beginnen Kinder sich um ihre Bezugspersonen Sorgen zu machen. Wenn von den Risiken des Rauchens erfahren, wollen sie ihre Eltern und andere für sie wichtige Personen davor bewahren. Sie reagieren oft mit völligem Unverständnis rauchenden Personen gegenüber und fordern eine sofortige Änderung des Verhaltens. Sie wollen Ihren Kindern doch auch im Bereich Gesundheitsverhalten ein Vorbild sein, oder? Als Nichtraucherin oder Nichtraucher tut man sich da wesentlich leichter. Vor allem dann, wenn die Kinder bzw. Jugendlichen dann etwa ab dem 12. bis 14. Lebensjahr selbst beginnen, mit dem Rauchen zu experimentieren. Erschrecken Sie nicht, fast jeder junge Mensch hat es einmal ausprobiert. Und solange Zigarettenrauchen als »normal« erlebt wird, wird sich wenig daran ändern. Kinder rauchender Eltern haben übrigens eine deutlich höhere Neigung, selbst regelmäßig zu rauchen.

Seien Sie Ihren Kindern ein Vorbild! Kaum etwas macht stolzer, als wenn ein Sechsjähriger berichtet, dass seine Mama oder sein Papa zu rauchen aufgehört hat.

Familiensituation

Episode aus dem Umfeld der Autoren

Einer unserer Kollegen, der das Rauchen wenigstens reduzieren wollte, gab seinem achtjährigen Sohn für jede gerauchte Zigarette einen Euro. Für den Junior eigentlich ein gutes Geschäft. Nach einiger Zeit stellte der Bub allerdings seinen Vater zur Rede: »Papa, wenn du zu schwach bist, um mit dem Rauchen aufzuhören, kannst du dein Geld auch behalten.«

Der Kollege hat bis zum heutigen Tag nicht mehr geraucht.

2.4   Nicht rauchende Partner

Konflikte vorprogrammiert

Viele Raucherinnen und Raucher leben mit nicht rauchenden Partnern zusammen. Sie auch? Falls ja, werden bestimmt der Geruch von Zigarettenrauch, die Kosten und das Rauchen im Wohnbereich thematisiert, oder Sie haben einen sehr toleranten Partner an Ihrer Seite. Mitunter führt das Rauchen des einen Partners aber auch zu jahrelangen Spannungen, die regelmäßig im Streit eskalieren. Der Vorwurf: »… und mit dem Rauchen hast du auch noch nicht aufgehört!«, ist in Konfliktsituationen wenig hilfreich. Ärgern Sie sich nicht darüber, Ihr Partner oder Ihre Partnerin sorgt sich eigentlich um Sie. Er/sie würde sich sicher über einen Rauchstopp freuen. Lassen Sie sich von Ihrem Partner oder Ihrer Partnerin helfen. Vielleicht können Sie zum Ansporn auch eine kleine Belohnung vereinbaren.

> **Ausrede: »Ich rauche ohnehin nur mehr im Keller.«**
> Unsere Meinung dazu: Das ist natürlich ein sehr rücksichtsvolles Verhalten. Vielleicht rauchen Sie dadurch auch weniger – allerdings: Würden Sie auch als Nichtraucher freiwillig Ihre Zeit im »Keller« verbringen?

> **Ausrede: »Welchen Grund hätten wir sonst, die Wohnung zu renovieren?«**
> Unsere Meinung dazu: Stimmt, die rauchverfärbten Wände sind kein schöner Anblick. Spätestens beim Abhängen von Bildern wird die Misere sichtbar. Ein ekelhafter Anblick, oder? In Ihrer Lunge sieht es aber nicht besser aus. Sie inhalieren den Rauch hier sogar aktiv. Genau genommen haben Sie den Großteil des Rauches, der die Wände verfärbt, schon über Ihre Lunge vorgefiltert.

2.5   Abhängigkeit stört

Abhängigkeit macht Stress

Sie kennen ihn bestimmt gut, den schnellen Check beim Verlassen des Hauses: Schlüssel? Geldbörse? Handy? Zigaretten und Feuerzeug? Als ob das nicht schon lästig genug wäre, ist der Blick in die Zigarettenschachtel, um die Zigaretten zu zählen, längst Routine. Ein unnötiger Stress, der sich noch steigert, wenn die Zigaretten und/oder das Feuerzeug nicht auffindbar sind oder zu Hause vergessen wurden. Oft kaufen Sie dann im Lokal oder unterwegs zu überteuerten Preisen Nachschub. Diese innere Unruhe ist eigentlich ärgerlich. Gehören Sie auch zu jenen Rauchern, die nachts noch panikartig den Zigarettenautomaten aufsuchen, auch wenn Sie dort vielleicht mehr bezahlen als sonst? Oder gehören Sie zu den gründlichen Menschen, die zur Sicherheit bereits zu Hause ein kleines Zigarettenlager angelegt haben? Begrüßt Sie Ihr Zigarettenhändler deshalb bereits besonders freundlich?

Die zunehmenden Rauchverbote empfinden Sie als störend und diskriminierend. Letztens haben Sie sich mit Ihrer nicht rauchenden Freundin nicht treffen können/wollen, weil im vorgeschlagenen Lokal Rauchverbot herrschte. Für Nichtraucher ist es offenbar kein Argument, dass Rauchverbote Raucherinnen und Raucher in eine schwierige Situation bringen können. Ganz im Gegenteil: Sie argumentieren häufig, dass sie früher auch ungefragt im Rauch gesessen haben. Also haben Sie wegen der »blöden« Zigaretten auf einen herrlichen Nachmittag verzichtet. Und wenn Sie doch ins Nichtraucherlokal mitgegangen sind, haben Sie vermutlich wichtige Gesprächsanteile verpasst, weil Sie vor dem Lokal im Regen rauchen mussten. Wäre es nicht interessanter gewesen, mitzudiskutieren, als eine widerwillig gegebene Zusammenfassung des Gesprächs zu erhalten? Wieder mussten Sie sich wegen Ihres Rauchverhaltens einschränken. Das Unverständnis der Nichtraucher ist auch nicht besonders angenehm. Entziehen Sie sich diesem Zwang, schmeißen Sie Ihre Zigaretten weg, und genießen Sie einen rauchfreien Nachmittag ohne Stress.

Rauchverbote

> **Ausrede: »Raucher sind die geselligeren Menschen.«**
> Zum Nachdenken: Solange sie rauchen dürfen, ist da vielleicht etwas dran. Ein kettenrauchender Freund der Autoren kommt allerdings nicht zu Besuch, weil er im Wohnbereich nicht rauchen darf. Das würden wir nicht als geselliges Verhalten bezeichnen. Da wir ihn gerne sehen, müssen wir ihn bei sich zu Hause besuchen.

2.6 Rauchverbote

Heutzutage wird es immer schwieriger, Orte zu finden, an denen das Rauchen erlaubt ist. Vermutlich dürfen Sie an Ihrem Arbeitsplatz mittlerweile auch nicht mehr rauchen – stimmt's? Dieser Trend zur Einschränkung von Raucherinnen und Rauchern wird sicher in den nächsten Jahren noch zunehmen. In vielen europäischen Ländern gehen die Verbote bereits viel weiter als im

Rauchpausen

deutschsprachigen Raum. Im Zuge dieser Debatte setzen sich auch Betriebswirte damit auseinander und rechnen die Kosten der »Rauchpausen« und der krankheitsbedingten Fehlzeiten von rauchenden Mitarbeitern vor. Es gibt mittlerweile sogar schon Betriebe, in denen Raucher für die Zigarettenpause mittels Zeitkarte auschecken müssen. Der Druck auf Raucher ist also beträchtlich. Das können Sie sich alles ersparen, wenn Sie das Rauchen einstellen. Wäre es nicht schön, am Arbeitsplatz nicht ständig an die nächste Zigarette denken zu müssen?

> **Ausrede: »Die Rauchpause gibt mir Zeit, mich zu erholen und mich mit Kolleginnen über die Arbeit zu unterhalten.«**
> Unsere Meinung dazu: Wir können Ihnen versprechen, dass es Rauchpausen in dieser Form in absehbarer Zukunft nicht mehr geben wird. Organisieren Sie sich Pausen, und besprechen Sie sich mit den Kolleginnen und Kollegen – aber ohne Zigarette.

> **Ausrede: »Die ‚Antiraucher' wollen einem nur alles verbieten! Und ich lasse mir nichts vorschreiben!«**
> Zum Nachdenken: Hoffentlich halten Sie trotzdem bei Stoppschildern. Sie haben recht, es gibt viele Nichtraucher, aber neuerdings auch Raucher, die sich durch starken Zigarettenrauch gestört fühlen. Das hat aber alles nichts mit Ihrer Gesundheit oder Ihrem Rauchverhalten zu tun. Aufhören müssen Sie für sich selbst, egal, was Gesetze oder andere Personen sagen.

2.7   Dem Baby zuliebe: Familienplanung, Schwangerschaft und Geburt

Familienplanung

Bei gesunden jungen Raucherinnen ist oft die bevorstehende Familiengründung ein Zeitpunkt, den Rauchstopp in Erwägung zu ziehen. Sie haben diesbezügliche Empfehlungen sicher bereits oftmals gehört und wissen, dass es bei Kinderwunsch förderlich sein, kann nicht zu rauchen. Bereits vor einer geplanten Schwangerschaft sollten sich die zukünftigen Eltern damit auseinandersetzen. Spätestens mit dem Eintritt der Schwangerschaft ist ein Rauchstopp dringend anzuraten. Man nimmt heute an, dass das Rauchen bereits beim ungeborenen Kind Veränderungen hervorruft, die eine spätere Nikotinabhängigkeit begünstigen. Zudem weiß jede Säuglingsschwester, dass Kinder von starken Raucherinnen nach der Geburt deutlich unruhiger sind. Dies ist auch kein Wunder: Es dürfte sich um die ersten Entzugserscheinungen handeln. Wollen Sie das Ihrem Baby wirklich zumuten? Weiters ist bekannt, dass ungeborene Kinder von Raucherinnen in ihrem Blut höhere Kohlenmonoxidwerte aufweisen als die Mütter. Kohlenmonoxid ist ein farbloses, giftiges Gas, das für die kindliche Entwicklung sicherlich nicht förderlich ist. Zudem ist das Geburtsgewicht von Babys rauchender Mütter signifikant geringer. Bei Frühgeburten ist das Geburtsgewicht ein entscheidender Faktor für das Überleben.

Ausrede: »Der Entzug ist schlechter für mein Baby, als wenn ich weiterrauche.«

Tatsache ist: Diese These gilt schon sehr lange als überholt. Wissenschaftler sind sich einig, dass jede Schadstoffdosis – und damit jede Zigarette – Auswirkungen auf das ungeborene Baby hat. Rauchen in der Schwangerschaft erhöht außerdem das Risiko der Babys, am plötzlichen Kindstod zu sterben. Wenn Sie zu rauchen aufhören, erleben Sie die Entzugssymptome. Tun Sie es nicht während der Schwangerschaft, dann muss Ihr Baby den Entzug gleich nach der Geburt allein durchstehen. Eigentlich sollte die Geburt für den Säugling schon Stress genug sein.

Ausrede: »Es gibt doch wohl Schlimmeres als Rauchen während der Schwangerschaft!«

Zum Nachdenken: Es gibt immer Schlimmeres! Die Phrase »Es gibt Schlimmeres« ist ein sogenanntes Killerargument. Wenn Sie ein Bein verloren haben, wäre es vermutlich schlimmer, auch das zweite zu verlieren. Übrigens: Es gibt auch Schlimmeres, als mit dem Rauchen aufzuhören. Den Rauchstopp können Sie sich zumindest aussuchen.

Ausrede: »In der 20. Schwangerschaftswoche ist es ohnehin schon zu spät, um aufzuhören.«

Tatsache ist: Es ist nie zu spät, mit dem Rauchen aufzuhören. Sie ersparen Ihrem Baby dadurch eine Menge giftiger Substanzen, die Sie mit jeder Zigarette aufnehmen und direkt an Ihr Kind weitergeben!

Schwangerschaft

Jede Schwangerschaft ist für die Eltern, aber besonders für die werdende Mutter ein einschneidendes Erlebnis. Die hormonelle Umstellung, die emotionalen Veränderungen und die Freude auf das Baby bewirken häufig, dass rauchende Mütter das Rauchen einstellen. Tun Sie es für Ihr Kind! Das haben schon unzählige schwangere Frauen vor Ihnen geschafft.

Die stolzen Väter

Obwohl die rauchenden werdenden Väter oft in den ersten Schwangerschaftswochen noch keine Beziehung zu ihrem Kind aufbauen können und ihnen die körperlichen Veränderungen der Schwangerschaft fehlen, wäre es eine wesentliche Unterstützung für die werdende Mutter, auch den Rauchstopp gemeinsam mit ihr umzusetzen. Warten Sie nicht, bis Ihr Baby auf der Welt ist!

Die ersten Tage und Wochen mit Ihrem Baby sind spannend, wunderschön und doch stressig. Halten Sie sich von Zigaretten fern. Ein rauchfreies Umfeld kann der Gesundheit Ihres Babys nur förderlich sein.

Falls Sie als werdende Eltern nicht gewillt sind, die Zigaretten ganz wegzulegen, so würden wir Sie dringend bitten, so wenig wie möglich zu rauchen (zum Thema Reduktion siehe ▶ Kap. 9) Ein rauchfreier Haushalt sollte mit gemeinsamer Anstrengung doch erreichbar sein.

2.8   Potenz

Schluss mit lustig

Es gibt zwar schon einige potenzfördernde Mittel, die vom Arzt verschrieben werden können, aber wer würde nicht gerne bis ins hohe Lebensalter ohne diese Hilfsmittel auskommen? Rauchbedingte Potenzstörungen treten natürlich nicht im jugendlichen Alter auf. Auf Dauer wirkt sich aber Zigarettenkonsum äußerst ungünstig auf die Durchblutungssituation in den betreffenden Regionen aus. Der entsprechende Warnhinweis auf den Zigarettenpackungen ist durchaus begründet. Da Rauchen auch den Herzkranzgefäßen schadet, sollte auch der Einsatz gewisser Potenzmittel sorgfältig erwogen werden. Bestellen Sie keinesfalls Produkte im Internet. Sie wissen nie, welche Substanz Sie wirklich erhalten. Viele dieser Mittelchen enthalten auch nur Koffein. Das belebt vielleicht auch, aber ein Kaffee kann Ähnliches bewirken und ist wesentlich kostengünstiger. Zugegeben, der Glaube kann Berge versetzen. Der gleiche Tipp gilt selbstverständlich auch für diverse Medikamente zur Raucherentwöhnung. Lassen Sie sich von Ihrem Apotheker und dem Arzt Ihres Vertrauens beraten.

Episode aus der Rauchfrei-Beratung
Jugendlicher Raucher (18 Jahre): »Ich rauche 35 Marlboros am Tag, und alles funktioniert großartig.«
Berater: »Wird schon noch werden. Ist nur eine Frage der Zeit.«

2.9   Sport und Leistungsfähigkeit

Sport und Rauchen passen einfach nicht zusammen. Einschränkungen der Leistungsfähigkeit werden zwar oft erst mit einer gewissen Verzögerung, aber bei einer ordentlichen Rauchkarriere doch sehr bald spürbar. Sie wissen ja gar nicht, wie schnell oder wie lange Sie laufen könnten, wenn Sie nicht rauchen würden. Probieren Sie es aus! Die meisten bemerken rasch eine Verbesserung der Atemsituation. Das ist auf jeden Fall einen Versuch wert.

Viele aktive Raucherinnen und Raucher sind der Ansicht, dass ihr Rauchverhalten eigentlich nicht zu ihrem sonstigen Lebensstil passt. Gehören Sie zu dieser Gruppe?

Rauchen und Sport

2.10   Haustiere und ihre Besitzer

Die Autoren des Buches wollten immer eine Studie zum Thema »Krankheiten der Haustiere und ihrer Besitzer« durchführen, sind aber aus budgetären Gründen nie über die Planungsphase hinausgekommen … Im Ernst: Tun Ihnen Ihr Hund oder Ihre Katze gar nicht leid, wenn sie in einem verrauchten Raum sitzen müssen? Auch Wellensittich oder Meerschweinchen haben bestimmt keine Freude an Ihrem Zigarettenkonsum. Wir wissen, dass Zigarettenrauch sogar bei diesen Tieren Stressreaktionen auslösen kann. Sie wissen, dass Ihr Hund etwa eine Million Mal besser riechen kann als wir Menschen. Wer weiß, vielleicht kann er sogar die Zigarettenmarken am Geruch unterscheiden? Die mit den besonderen Zusatzstoffen vermutlich schon (entsprechende Untersuchungen sind uns nicht bekannt, aber es wäre möglich …).

Der Hamster raucht mit

Episode aus der Rauchfrei-Beratung
Raucher: »Meine Katze geht mir immer aus dem Weg, wenn ich rauche. Manchmal verlässt sie demonstrativ den Raum.«
Berater: »Tiere folgen oft ihren Instinkten. Ihre Katze leidet vermutlich unter dem Geruch. Dann haben Sie noch einen Grund, aufzuhören.«

Rein ins Vergnügen!

3

Jetzt wollen wir uns nicht länger mit dem Drumherum beschäftigen – nehmen wir das Vorhaben Rauchstopp in Angriff! Laut dem alten Sprichwort »Alle Wege führen nach Rom« gibt es viele Möglichkeiten, wie Sie vorgehen können. Der schnellste und für manche leichteste Weg ist das »einfache« Weglegen der Zigaretten. Wenn Sie davon überzeugt sind, dass Sie Ihre Zigaretten nur wegzulegen brauchen, dann tun Sie das, und lesen Sie zur Unterhaltung dieses Buch zu Ende. Sie werden sich über die vielen Tipps amüsieren, die wir für all die auf Lager haben, denen das Weglegen nicht so leichtfällt. All jene, die es langsamer angehen möchten, laden wir ein, uns durch die folgenden Kapitel zu begleiten (einen Kurzfahrplan durch das 5-Wochen-Programm finden Sie in ▶ Kap. 14).

3.1   Was ist Ihr Ziel?

Ziele klar formulieren

Bei unzufriedenen Raucherinnen und Rauchern ändern sich die Ziele oft im Wochenrhythmus. Denken Sie manchmal am Morgen, dass Sie mit dem Rauchen aufhören sollten, und um 10 Uhr haben Sie bereits einige Zigaretten geraucht und Ihr Vorhaben auf nächste Woche oder nächstes Jahr verschoben? Versuchen Sie Ihr Ziel klarer herauszuarbeiten! Formulieren Sie Ihr Ziel, und schreiben Sie es auf. Zum Beispiel:

- Ich möchte innerhalb der nächsten zwei Wochen aufhören und versuche ab heute meinen Zigarettenkonsum zu reduzieren.
- Oder: Ich höre morgen (Datum) mit dem Rauchen auf und habe bereits alles vorbereitet und geplant.
- Oder: Ich möchte meinen Zigarettenkonsum stark einschränken.

Notieren Sie dazu auch Ihren Ausgangspunkt, sprich: den Stand Ihres derzeitigen Zigarettenkonsums. Befestigen Sie diesen Zettel gut sichtbar in Ihrer Wohnung (zum Beispiel am Kühlschrank) oder am Arbeitsplatz (für ganz Mutige). Sie müssen damit rechnen, dass andere diesen Zettel lesen und dieses Ziel dann mit Ihnen diskutieren. Das ist auch gut so. »Veröffentlichte« und besprochene Ziele werden häufiger in die Tat umgesetzt als heimliche. Legen Sie sich fest, dann werden Sie Erfolg haben. Wenn Sie Ihr Vorhaben kundtun, finden Sie bestimmt Unterstützung in Ihrer Umgebung. Vor unzufriedenen Raucherinnen und Rauchern, die nichts ändern wollen, sollten Sie sich hüten. Diese Menschen warten auf Ihren Misserfolg.

Falls Sie im Geheimen aufhören wollen, ist das natürlich auch legitim. Als Erinnerung an Ihren Geheimplan könnten Sie trotzdem eine Notiz (Symbol, Farbe, …) für Sie gut sichtbar irgendwo anbringen.

Ausrede: »Wenn du aufhörst, dann höre ich auch auf.«
Unsere Meinung dazu: Erinnert an den alten amerikanischen Witz: »John, let's drink till we die. You start!« Wenn es ein faires Abkommen wäre, würde man es gemeinsam versuchen. Sich im Sessel zurückzulehnen und zu warten, was passiert, während der andere sein Vorhaben tapfer umsetzt, ist einfach feige. Wir wissen, dass ein Raucher, der versucht aufzuhören, von mindestens drei weiteren Rauchern kritisch beobachtet wird. Diese hoffen bewusst oder unbewusst auf einen Misserfolg, damit sie es selbst nicht probieren müssen.

3.2   Aufhören oder reduzieren?

Je nachdem, wie die Frage gestellt wird, kommen auf einen Raucher, der aufhören möchte, mindestens zwei Raucher, die ihren Zigarettenkonsum reduzieren wollen. Der oft bemühte Spruch »Der Weg ist das Ziel!« hat hier sehr wohl seine Gültigkeit. Auch eine Einschränkung des Zigarettenkonsums ist ein guter Vorsatz. Jede nicht gerauchte Zigarette ist ein Gewinn, sowohl für Ihre Gesundheit als auch für Ihr Portemonnaie. Die meisten Raucherinnen und Raucher sind damit allerdings nicht zufrieden und wollen letztendlich doch aufhören. Der komplette Rauchstopp ist natürlich das optimale Ziel und wird auch vom sozialen Umfeld deutlich positiver aufgenommen und honoriert. Raucher, die stark reduzieren, müssen sich sehr oft das Argument »Du rauchst ja noch immer!« anhören. Die richtige Antwort wäre: »Ja, aber nur mehr die Hälfte.« Trotzdem wird sich das Lob des Gesprächspartners in Grenzen halten. Vergessen Sie nicht: Die meisten Menschen sind der Ansicht, dass Sie die Zigaretten *nur weglegen* müssen, um nicht mehr zu rauchen. Einen Weg zur Reduktion bzw. zu einem kontrollierteren Rauchverhalten zu finden ist auf jeden Fall ein Schritt in die richtige Richtung. Wir haben deshalb der Reduktion ein eigenes Kapitel in diesem Buch gewidmet (siehe ▶ Kap. 9)

Reduktion als Weg

Episode aus der Rauchfrei-Beratung
Programmteilnehmer: »Ich habe 25 Zigaretten pro Tag eingespart, und es ist mir gar nicht schwergefallen.«
Beraterin: »Großartig. Ich gratuliere zu Ihrem Erfolg.«

3

Programmteilnehmer (enttäuscht): »Meine Frau sieht das anders und zählt die noch gerauchten Zigaretten. Sie sagt: ‚Das ist kein Erfolg, du rauchst ja noch immer!'«
Beraterin: »Lassen Sie sich nicht entmutigen, Sie sind auf dem richtigen Weg.«

3.3   Rauchende Partner

Gemeinsames Rauchen

Viele Raucherinnen leben mit Rauchern zusammen. Im Idealfall würde Ihre Partnerin oder Ihr Partner das Vorhaben Rauchstopp gemeinsam mit Ihnen angehen. Besprechen Sie Ihr Projekt mit Ihrem Partner, vielleicht ist er/sie genauso unzufrieden und denkt, ähnlich wie Sie, schon länger über einen Rauchstopp nach. Unter Umständen ist es einfach nur noch nicht zur Sprache gekommen. Ein gemeinsamer Rauchstopp ist vermutlich deutlich einfacher umzusetzen und vor allem leichter durchzuhalten. Wichtig wäre es, dieses Vorhaben im geeigneten Rahmen, also in einer ruhigen Situation, zu besprechen.

Akzeptieren Sie aber auch, wenn Ihr Partner derzeit keinen Versuch unternehmen möchte, das Rauchen einzustellen. Lassen Sie sich davon nicht beeindrucken und von Ihrem Vorhaben abbringen. Ein wenig motivierter Weggefährte würde Sie Ihrem Ziel nicht näher bringen. Unterstützung dürfen Sie aber schon einfordern. Ihr Partner oder Ihre Partnerin findet bestimmt Möglichkeiten, Ihnen bei Ihrem Vorhaben zur Seite zu stehen.

> **Ausrede: »Wenn mein Partner nicht aufhört, brauche ich es gar nicht erst zu versuchen.«**
> Wir sind der Meinung: Sie schaffen das auch alleine. Bestimmt gibt es auch andere Aktivitäten oder Hobbys, die Sie ohne Ihren Partner ausüben. Vermutlich wird auch Ihr Partner weniger rauchen, wenn das gemeinsame Rauchen wegfällt– und somit der Auslöser für den Konsum vieler Zigaretten. Hören Sie auf zu rauchen, dann wird auch Ihr Partner davon profitieren.

3.4   Suchen Sie sich Unterstützung bei guten Freunden

Es wird Situationen geben, wo Ihnen das Nichtrauchen sehr leichtfällt, aber vermutlich auch kritische Momente, in denen Sie versucht sein werden, wieder zur Zigarette zu greifen. In solchen

Momenten kann Ihnen eine gute Freundin oder ein guter Freund weiterhelfen. Diese Bezugsperson sollte selbst nicht rauchen. Optimalerweise hat sie selbst einen erfolgreichen Rauchstopp hinter sich, dann wird sie sicher ein offenes Ohr für Ihre Anliegen haben. Mit sozialer Unterstützung fällt der Rauchstopp leichter.

> **Ausrede: »In meiner Umgebung rauchen alle!«**
> Unsere Meinung dazu: Dann sollten Sie mit gutem Beispiel vorangehen und die erste Nichtraucherin oder der erste Nichtraucher in der Runde sein. Tanzen Sie ruhig aus der Reihe. Und mal ehrlich: Irgendwo wird es doch auch Nichtraucher in Ihrer Umgebung geben!?

3.5 Der richtige Zeitpunkt: Ihr Tag X

Ein günstiger Zeitpunkt ist jetzt! Sie haben dieses Buch in der Hand und bis hierher gelesen. Verschieben macht es nicht leichter. Sie ärgern sich höchstens darüber, noch keinen ernsthaften Versuch gestartet zu haben. Innerhalb der nächsten zwei Wochen oder spätestens, wenn Sie dieses Buch zu Ende gelesen haben, sollten Sie mit dem Rauchen aufhören. Sie schaffen das! Manche Raucherinnen und Raucher warten ihr ganzes Leben lang auf den perfekten Zeitpunkt – den es nicht gibt (■ Abb. 3.1). Das Leben hat immer Überraschungen auf Lager, und das ist gut so, sonst wäre es wohl extrem langweilig. Wie haben Sie sich den perfekten Zeitpunkt überhaupt vorgestellt? Eine harmonische Zeit ohne Stress? Dies klingt eher utopisch und eigentlich fast langweilig. Haben Sie nicht auch aus Langeweile schon geraucht? Oder ist Ihr perfekter Zeitpunkt vielleicht ein Arbeitstag, an dem Sie nicht genug Zeit haben, um an eine Zigarette zu denken? Falls Sie ein Stressraucher sind, ist das vermutlich auch nicht optimal. Wählen Sie einfach einen ganz normalen Tag für Ihren Rauchstopp. Sie müssen sowieso lernen, auch in ungünstigeren Situationen ohne Zigarette zurechtzukommen. Die Kunst besteht in der Bewältigung des Alltags ohne Zigarette. Natürlich sollten Sie es sich nicht künstlich schwerer machen als notwendig.

Wenn Sie den Rauchstopp trotzdem zu einem speziellen Anlass planen möchten, dann tun Sie das! Wir haben dazu ein paar Tipps, die Sie in Ihre Planung einbeziehen können.

Tipp 1 Wählen Sie den 2. Januar und nicht die Silvesterfeier als Startzeitpunkt. Weniges ist schwieriger, als den Zigarettenkonsum

Heute ist besser als morgen

Tipps zum Tag X

Silvester

3

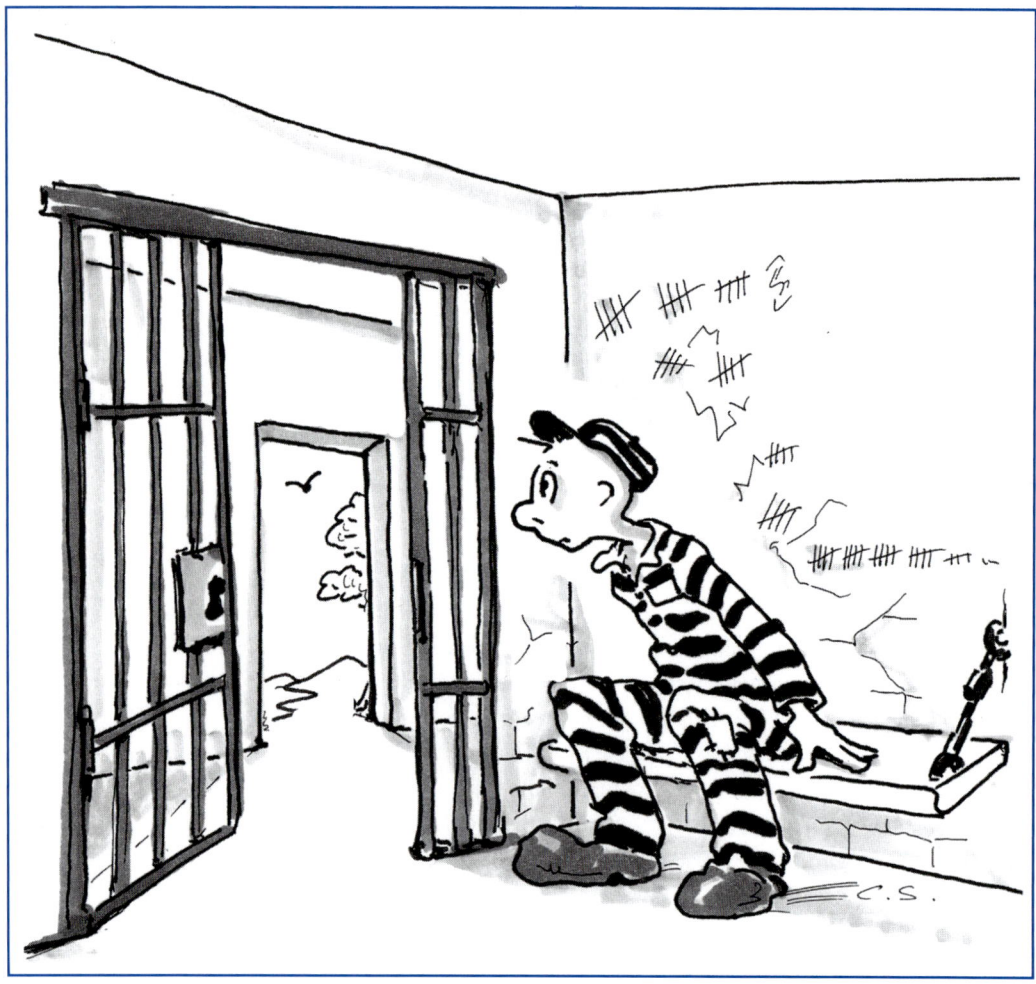

▣ **Abb. 3.1**   Nutzen Sie die Gelegenheit!

beim Feiern unter Alkoholeinfluss zu beenden. Speziell rauchende Freundinnen und Freunde können einem den guten Vorsatz in dieser Situation so richtig verderben. Auch wenn Ihnen Ihr Freundeskreis im Alltag eine große Hilfe ist, fallen Ihren Freunden in Partystimmung bestimmt kontraproduktive Scherze ein. Also feiern Sie den Neujahrsbeginn ruhig ordentlich, und gehen Sie es am 2. Januar richtig an!

Urlaub

Tipp 2   Ein entspannter Urlaub mag Ihnen als Zeitpunkt perfekt erscheinen. Doch einmal ehrlich: Die wenigsten Urlaube beginnen entspannt. Das fängt oft schon mit dem Klassiker an: dem gemeinsamen Einräumen des Kofferraums. Auch die Reise zur Urlaubsdestination verläuft nicht immer komplikationsfrei. Es soll Menschen geben, die im Stau bereits einmal handgreiflich geworden sind. Endlich angekommen, läuft auch nicht immer alles wie am Schnürchen, speziell, wenn es sich um einen Ort handelt, an dem man noch nie gewesen ist. Auch hier muss sich erst alles einspielen. Hart arbeitende Menschen, die einander sonst vielleicht nur am Wochenende länger sehen, müssen sich erst wieder aneinander gewöhnen. Auch die Kinderbetreuung muss oft neu organisiert und aufgeteilt werden. Wenn sich das Urlaubsgefühl dann endlich eingestellt hat, ist die Disziplin oft schon ein bisschen gelockert, und man trinkt beim Weggehen unter Umständen ein wenig mehr als sonst. Ob dies wirklich eine optimale Ausgangslage für einen Rauchstoppversuch ist? Planen Sie Ihren Rauchstopp also am besten bereits einige Tage vor Ihrem Reiseantritt. Belohnen Sie sich im Urlaub für Ihr Durchhaltevermögen.

Tipp 3   Sollten Sie den Start Ihres Rauchstopps auf sonstige Feste oder Feiertage legen wollen, so empfehlen wir, auch hier einen Tag nach dem erfreulichen Ereignis zu beginnen. Wenn Sie möchten, können Sie Ihr Vorhaben den Gästen ja kundtun. Den Rauchstopp selbst unter den kritischen Augen diverser Verwandter und Freunde zu unternehmen ist allerdings meist weniger sinnvoll. Aber natürlich wollen wir Sie auch nicht davon abbringen, wenn Sie sich das in den Kopf gesetzt haben.

Feste

> **Ausrede: »Der Zeitpunkt ist jetzt gerade ungünstig.«**
> Tatsache ist: Den hundertprozentig richtigen Zeitpunkt gibt es nicht. Den Tag X vor sich herzuschieben erzeugt innere Missstimmung und erhöht die Unzufriedenheit mit sich selbst. Vorhaben, die nicht in den nächsten fünf Wochen umgesetzt werden, werden auch weiterhin aufgeschoben. Halten Sie sich lieber an das Motto: »Nutze den Tag!« Bereiten Sie sich vor, und starten Sie Ihr ernsthaft gemeintes Nichtraucherprojekt besser heute als morgen.

Episode aus der Rauchfrei-Beratung
Berater: »Wann wollen Sie aufhören?«
Raucher: »Ich hätte an Weihnachten gedacht.«
Berater (etwas zweifelnd): »Das ist aber noch lange bis dahin.«
(Anm.: Sieben Monate …)

3

Ausrede (am 1. Juni): »Ostern wäre ein guter Termin für meinen Rauchstopp!«
Unsere Meinung dazu: Vielleicht wäre das 70. Jubiläum der ersten Mondlandung noch besser? Erfahrungsgemäß verwirklicht man Pläne, deren Umsetzungszeitpunkt in weiter Ferne liegt, nur selten. Setzen Sie sich ein realistisches Ziel innerhalb der nächsten fünf Wochen.

Die ersten Schritte zur Rauchfreiheit

Vielleicht wünschen Sie sich noch einige unterstützende Anregungen, bevor Sie Ihr Rauchstoppvorhaben umsetzen? Erfahrungsgemäß hilft es, sich vor dem Tag X mit dem eigenen Rauchverhalten auseinanderzusetzen. So können Sie bestimmt schon erste Zigaretten einsparen. Jede Zigarette weniger ist ein Erfolg. Wir haben Ihnen hier viele Methoden zusammengestellt. Suchen Sie sich eine aus, die Sie anspricht, bzw. probieren Sie aus, was zu Ihnen passt.

4.1   Holen Sie sich die Kontrolle über Ihren Zigarettenkonsum zurück

Viele Menschen wollen ein selbstbestimmtes Leben führen. Dazu gehört auch die Kontrolle über den eigenen Zigarettenkonsum.

Kontrollverlust

Wissen Sie eigentlich überhaupt noch, wie viele Zigaretten Sie am Tag rauchen? Viele Raucherinnen und Rauchern öffnen das nächste Zigarettenpäckchen schon, bevor das letzte leer ist, und wenn man genau nachfragt, erhält man nur vage Angaben. Manche glauben auch nur zu wissen, wie viel sie rauchen, und sind dann von der Realität richtig überrascht. Vielleicht nervt es Sie ja auch, dass Sie den Überblick über Ihren Konsum verloren haben und unkontrolliert über den Tag hinweg eine nach der anderen rauchen. Schmecken werden Ihnen diese Zigaretten vermutlich auch schon lange nicht mehr (die erste am Morgen vielleicht, aber die anderen?). Wann haben Sie zuletzt überlegt, ob Ihnen die Zigaretten überhaupt noch schmecken? Viele Rauchaktivitäten laufen vermutlich auch bei Ihnen völlig automatisiert ab. Durchbrechen Sie diese eingespielten Rauchmuster. Gewinnen Sie wieder Kontrolle über Ihr Rauchverhalten und Ihr Leben (◘ Abb. 4.1)!

■ **Raucherprotokoll**

Unwichtige Zigaretten

Wenn Sie gerne Buch führen, dann beobachten und protokollieren Sie Ihren Zigarettenkonsum für mindestens einen Tag. Sollte sich Ihr Rauchverhalten an Arbeitstagen stark von Ihrem Zigarettenkonsum an freien Tagen unterscheiden, ist es sinnvoll, mindestens zwei Protokolle anzufertigen. Schreiben Sie jede Zigarette auf, und notieren Sie zusätzlich die Uhrzeit, in wessen Gesellschaft und in welcher Situation Sie geraucht haben und wie wichtig diese Zigarette für Sie war. Überlegen Sie außerdem *vor* jeder Zigarette, wie wichtig sie Ihnen ist. Wenn Sie feststellen, dass Ihnen die noch nicht gerauchte Zigarette gar nicht so wichtig erscheint, können Sie versuchen, sie gleich wegzulassen. Sie werden bemerken, dass bis zu 30 Prozent Ihrer Zigaretten für Sie selbst »unnötig« sind und unter Umständen relativ leicht weggelassen werden können. Probieren Sie es aus! Viele Raucherinnen und Raucher, die zu uns in die Beratung kom-

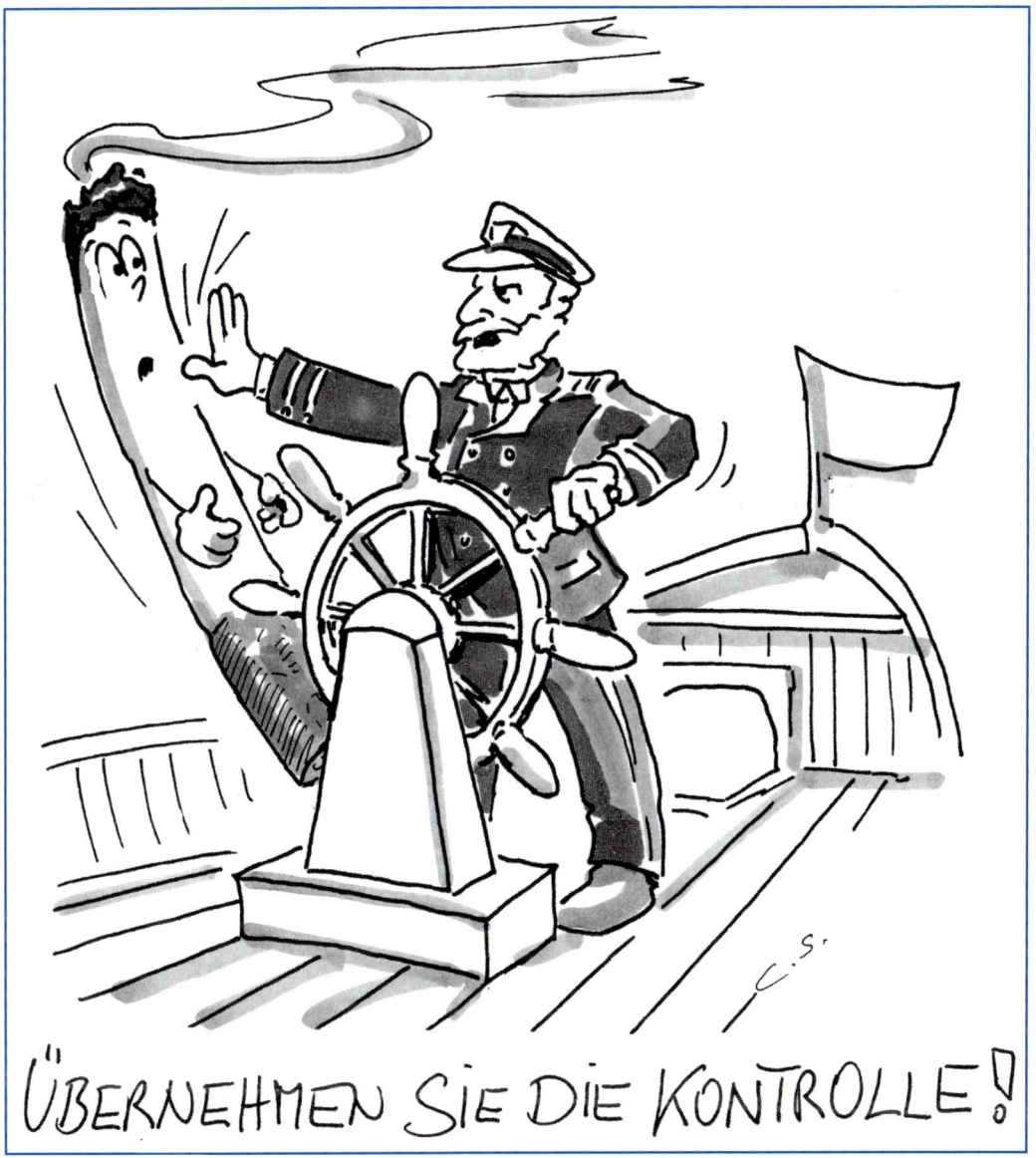

ÜBERNEHMEN SIE DIE KONTROLLE!

◘ **Abb. 4.1** Viele Raucherinnen und Raucher haben längst keinen Überblick mehr über ihren Zigarettenkonsum. Das lässt sich ändern!

men, bezeichnen *alle* Zigaretten als unnötig, aber das ist wohl anders gemeint: Man *empfindet*, nicht mehr rauchen *zu wollen*. Sie sollen jedoch mithilfe des folgenden Protokolls (◘ Abb. 4.2) herausfinden, welche Zigaretten Ihnen überhaupt nicht abgehen würden und welche Ihnen zu welcher Uhrzeit und in welcher Situation wichtig erscheinen. Außerdem ist es sinnvoll, einen genauen Überblick über die Zahl der gerauchten Zigaretten zu erhalten.

Materialien aus Groman/Tröstl, Rauchfrei in 5 Wochen		
	Raucherprotokoll	Seite 1

Raucherprotokoll

Zigarette Nr.	Wann?	Wichtigkeit	Wo?	Mit wem?	Warum?

Wann? Tragen Sie die genaue Uhrzeit ein.

Wichtigkeit: Wir empfehlen, dass Sie die Wichtigkeit der Zigaretten mit folgender Abstufung bewerten. Sie können natürlich auch ein System von 1 bis 5 verwenden.

+   = wenig wichtig

++   = wichtig

+++ = »unverzichtbar«

Wo? Tragen Sie hier den Ort ein, an dem Sie sich gerade aufhalten, zum Beispiel: im Büro, zu Hause, auf der Straße, im Auto etc. (Bitte führen Sie nicht während des Autofahrens Protokoll – siehe unsere Anmerkung in Kap. 2 …)

Warum? Versuchen Sie zu ergründen, warum Sie diese Zigarette jetzt rauchen müssen oder wollen. Handelt es sich dabei um: eine »Verdauungszigarette«, die Zigarette nach dem guten Essen, rauchen Sie aus Langeweile, um Wartezeiten zu überbrücken, in Gesellschaft Ihrer Freunde, aus Ärger, aus Stress, aus Freude, aus Kummer, zur Belohnung, zum Abschluss einer Tätigkeit? etc.

Abb. 4.2   Wer Protokoll führt, gewinnt einen genauen Überblick über seinen Zigarettenkonsum

> **Ausrede: »Ich will nicht Schriftführerin werden, ich will aufhören zu rauchen.«**
> Unsere Meinung dazu: Wunderbar, dann wickeln Sie Ihre Zigaretten in den Protokollzettel, und verheizen Sie beides im Kachelofen. Wenn Sie keinen Kachelofen haben, werfen Sie das Päckchen unangezündet in den Müll.

■ **Abzählen der Zigaretten am Morgen**

Falls Sie Protokolle nicht so gerne mögen, können Sie auch eine andere Methode versuchen: Stecken Sie so viele Zigaretten, wie Sie am jeweiligen Tag zu rauchen planen, morgens in ein leeres Päckchen oder in ein kleines Zigarettenetui (im Tabakfachhandel erhältlich). Damit behalten Sie Ihren Konsum besser im Auge. Etliche Raucherinnen und Raucher berichten von positiven Effekten dieser Methode, und zwei Minuten am Morgen können Sie sicher erübrigen, wenn Ihnen dieses Thema wichtig ist. Wenn Sie ein besonders gründlicher Mensch sind, können Sie Ihre »Tagesration« auch am Vorabend vorbereiten.

Den Überblick behalten

> **Ausrede: »Ich sehe sowieso, wenn ich keine Zigaretten mehr in der Packung habe.«**
> Unsere Meinung dazu: Ja richtig, nur dann ist es leider zu spät. Die Zigaretten sind bereits geraucht. Zigarettenpackungen sind vielleicht absichtlich so konstruiert, dass die genaue Anzahl der verbliebenen Zigaretten nur schwer auf einen Blick erkennbar ist.

■ **Strichliste**

Eine uralte und bewährte Methode ist die Strichliste. Dabei wird das automatische Rauchverhalten dadurch unterbrochen, dass man vor der Entnahme einer Zigarette einen Strich auf einen ins Päckchen gesteckten Notizzettel macht. Vergessen Sie nicht, einen Stift mitzunehmen! Bevor Sie Ihren Zettel mit einem Strich versehen, überlegen Sie genau, ob Sie diese Zigarette jetzt wirklich rauchen wollen (müssen). Wenn ja, dann machen Sie den Strich. Optimalerweise nimmt die Anzahl der Striche von Tag zu Tag ab. Sie können Ihre Liste auch mithilfe eines Gummibandes auf der Zigarettenpackung befestigen.

Bewährte Methode

■   **Erweiterte Strichliste**

Falten Sie Ihren Zettel für die Zigarettenpackung in der Mitte. Auf der linken Seite tragen Sie einen Strich für jede gerauchte Zigarette ein und auf der rechten Seite einen Strich für jede nicht gerauchte Zigarette. Sie werden sehen, dass Sie durch das bewusstere Rauchen etliche Zigaretten einsparen können. Addieren Sie die eingesparten Zigaretten am Ende jeder Woche.

■   **Schritt-für-Schritt-Reduktion**

Weniger ist mehr

Rauchen Sie jeden Tag eine vorher festgelegte Zahl von Zigaretten weniger als tags zuvor, und probieren Sie aus, wie weit Sie Ihren Konsum reduzieren können. Manche Raucherinnen und Raucher hören mit dieser Methode Schritt für Schritt ganz auf, bei anderen pendelt sich der Zigarettenkonsum bei etwa 30 bis 50 Prozent der Ausgangsanzahl ein. Das ist doch etwas!

Episode aus der Rauchfrei-Beratung

Raucher (hat eine Excel-Tabelle erstellt und raucht jeden Tag eine Zigarette weniger): »Glauben Sie, dass es sich um eine gute Methode handelt?«

Berater: »Probieren Sie es aus. Jede Methode, die Ihnen hilft, weniger zu rauchen, ist eine gute Methode.«

Dieser Raucher hat 30 Tage später das Rauchen eingestellt und bis heute nicht mehr angefangen!

4.2   Durchbrechen Sie Ihre Alltagsroutinen

Prinzipiell ist es eine gute Idee, den Rauchstopp in eine eher stressarme Zeit zu legen, aber letztlich ist es der Alltag, den Sie täglich rauchfrei zu bewältigen haben. Die im Folgenden beschriebenen Situationen kommen Ihnen vielleicht bekannt vor.

Alltag im Büro

Das Telefon läutet ununterbrochen, ständig sind unangenehme Gesprächspartner am anderen Ende. Die Chefin oder der Chef im Nebenzimmer nervt, und die Kollegen versuchen ihre Arbeit bei Ihnen abzuladen. Es reicht Ihnen. Eine Zigarette muss her! Da Sie am Arbeitsplatz vermutlich nicht mehr rauchen dürfen, machen Sie sich auf den Weg durch das Firmengebäude, was einem mittleren Wandertag entspricht. Endlich angelangt am Raucherplätzchen, zünden Sie sich eine Zigarette an. Was spüren Sie? Die Zigarette wirkt! Sie beruhigt, sie entspannt, sie bringt Erleichterung. Sie gehen wieder zurück zu Ihrem Arbeitsplatz. Fühlen Sie sich jetzt besser? Wie geht es Ihnen in einer Stunde? Brauchen Sie erneut eine Zigarette, um diesen Zustand zu erhalten? Haben Sie das vielleicht schon erkannt, und stört es Sie?

Alte Routinen durchbrechen

Wie frei wären Sie, wenn Sie dem Verlangen nicht nachgeben müssten? Versuchen Sie sich einmal vorzustellen, was Sie alles mit der gewonnenen Zeit anfangen könnten. Sie können auch damit beginnen, automatisierte Abläufe zu verändern oder umzustellen. Finden Sie einen für Sie passenden Ausweg aus solchen Stresssituationen. Versuchen Sie sich abzulenken oder aus der Situation herauszukommen: Atmen Sie tief durch, trinken Sie ein Glas Wasser, gehen Sie sich frisch machen, besuchen Sie einen Arbeitskollegen (natürlich nur, um sich über die Arbeit auszutauschen), rufen Sie einen guten Freund an (falls dies gestattet ist), drehen Sie sich fünfmal um die eigene Achse. Egal, was Sie machen: Verlassen Sie die Situation, in der Sie sich gerade befinden. Es wird helfen, denn fast immer lässt die Lust auf eine Zigarette dadurch schnell nach.

> **Ausrede: »Ohne zu rauchen, halte ich meine Chefin nicht aus.«**
> Unsere Meinung dazu: Denken Sie noch einmal darüber nach. Auch Ihre nicht rauchenden Kollegen haben einen Weg gefunden, mit der Situation umzugehen. Macht die Zigarette die Situation wirklich besser?

Konfliktsituationen

Nach einem langen Arbeitstag kommen Sie erschöpft nach Hause. Sie freuen sich auf Ruhe, Erholung, einen entspannten Abend auf der Couch. Einfach abschalten, an nichts denken, ein Buch lesen oder den Fernseher anschalten. Ihr Partner hat allerdings große Pläne für den Abend. Innerhalb weniger Minuten hat sich eine Diskussion über die Abendgestaltung entwickelt. Ein Wort ergibt das andere, und schon befinden Sie sich in einer Konfliktsituation, obwohl Sie doch eigentlich nur Ihre Ruhe wollten.

Fluchtmöglichkeit Rauchen

Was tun Sie? Versuchen Sie den Konflikt zu Ihren Gunsten zu entscheiden, indem Sie argumentieren, sich verteidigen, zur Wehr setzen, den anderen besänftigen? Heute funktionieren Ihre Methoden nicht. Was tun Sie? Sie entziehen sich der Konfrontation auf elegante Weise mit den Worten: »Ich brauche jetzt eine Zigarette.« Da in der Wohnung/im Haus nicht geraucht wird, haben Sie die Möglichkeit, die Räumlichkeiten zu verlassen. So gut hat die Zigarette noch nie geschmeckt! Sie werden ruhiger, der Zorn verraucht mit jedem Zug an der Zigarette mehr und mehr. In der Zwischenzeit hat sich auch Ihr Partner einigermaßen beruhigt. Sie sind dem Konflikt erfolgreich aus dem Weg gegangen. Wie schaf-

4

fen das bloß Nichtraucherinnen und Nichtraucher? Es ist uns keine Studie bekannt, die ergeben hätte, dass Raucherpartnerschaften stabiler sind als andere. Vielleicht ist auch diese Konfliktsituation nur eine Ausrede für eine weitere Zigarette? Offensichtlich gibt es ja auch alternative Möglichkeiten, mit derartigen Situationen umzugehen. Überlegen Sie, wie Sie den Konflikt auf andere Weise unterbrechen könnten. Vielleicht hilft ein kurzer Spaziergang, oder Sie führen Ihren Hund einmal um den Häuserblock. Am besten nehmen Sie Ihren Partner gleich mit. An der frischen Luft geht vieles besser.

> **Ausrede: »Meinen Stress bewältige ich mit einer Zigarette.«**
> Unsere Meinung dazu: Konfliktsituationen setzen auch Ihrem Körper zu: Er ist angespannt und unter physiologischem Stress. Rein medizinisch gesehen, stressen Sie mit einer Zigarette Ihren Körper zusätzlich, auch wenn Rauchen Sie psychisch kurzfristig beruhigt. Die Erleichterung hält daher normalerweise nur kurz an. Sie haben Ihren Stress nicht bewältigt, sondern verschoben bzw. zugedeckt. Sport wäre eine sinnvolle und wirkungsvolle Art der Stressbewältigung. Manchmal hilft schon ein schneller Spaziergang um den Häuserblock.

Rauchen in Gesellschaft

Eine guter Freund oder ein Arbeitskollege kommt bei Ihnen vorbei und sagt: »Lass uns eine Zigarette rauchen gehen!« Sie nützen die Gelegenheit für eine Unterbrechung und ein angenehmes Gespräch – und kommen zu der Überzeugung, dass Raucher doch die geselligeren Menschen sind.

Sie werden es nicht glauben: Es gibt auch gesellige Nichtraucher. Sie werden mit Ihrem Besucher bestimmt auch eine andere gemeinsame Tätigkeit finden, bei der Sie sich nett austauschen können. Außerdem können Sie Ihren Freund/Kollegen natürlich auch begleiten, ohne selbst zu rauchen. Empfehlenswert ist, dabei Ihr Nichtrauchen gleich anzukündigen, dann ersparen Sie sich die ansonsten vermutlich folgende Diskussion. Nehmen Sie zur Beschäftigung Ihrer Hände zum Beispiel Ihr Mobiltelefon oder ein Stück Obst mit, damit Sie nicht in Versuchung kommen, zur Zigarette zu greifen. Die ersten Male wird es Sie vielleicht eine gewisse Überwindung kosten, nicht zu rauchen, aber Sie werden schnell lernen, dass Sie nicht rauchen müssen, um gesellig zu sein, und Ihre Freunde bzw. Kollegen werden Sie dabei unterstützen. Eine letzte Bemerkung zur Arbeitsplatzsituation:

Pausen sind auch für Nichtraucherinnen und Nichtraucher sinnvoll und notwendig.

**Ausrede: »Es gibt nur Rauchpausen und keine Nichtrau-
cherpausen.«**

Unsere Meinung dazu: Dann wird es Zeit, das zur Diskussion
zu stellen. Schließlich sind Pausen für alle notwendig und
sinnvoll. Auch Nichtraucher unterhalten sich gerne und
wollen sich austauschen. Machen Sie eine Obstpause. Die
EDV-Service-Abteilung wird sich freuen, wenn Sie dazu Ihren
Arbeitsplatz verlassen und die Computertastatur nicht zum
Teller umfunktionieren (was sich sonst manchmal noch auf
den Tastaturen tummelt, wollen wir hier nicht weiter ausfüh-
ren). Noch ein Vorschlag in Sachen Pause: Bildschirmpausen
gibt es auch – und sie sind überaus zu empfehlen.

**Ausrede: »Zigarette und Kaffee gehören einfach zusam-
men.«**

Unsere Meinung dazu: Versuchen Sie einmal, in einer unty-
pischen Situation einen Kaffee zu trinken, und schauen Sie,
ob sich tatsächlich ein Rauchverlangen einstellt. Vielleicht ist
es eher die übliche Routine, die zum Rauchen führt, als der
Kaffee an sich. Viele Raucherinnen und Raucher berichten,
dass es nicht so schwer sei wie erwartet, auf die Zigarette
zum Kaffee zu verzichten. Beim Alkohol ist das anders, aber
dazu kommen wir später. Wir haben auch schon erlebt, dass
Raucher das Kaffeetrinken mit dem Rauchen eingestellt haben, aber dafür gibt es keinen medizinischen Grund, wenn Sie
gesund sind.

Endlich ist es geschafft! Sie haben ein schwieriges Problem gelöst,
eine langwierige Aufgabe erledigt oder die Wohnung endlich fertig aufgeräumt. Jetzt zünden Sie sich zur Belohnung eine Zigarette
an. Sie feiern mit der Zigarette alleine? Tun Sie sich damit wirklich etwas Gutes? Sozial ist das eigentlich nicht. Fällt Ihnen gar
keine andere Belohnung ein? Rufen Sie Freunde an, schreiben Sie
eine SMS oder posten Sie Ihre Freude über die erledigte Arbeit in
einem sozialen Netzwerk. Lassen Sie andere teilhaben, ohne Ihren
Körper zu schädigen.

**Schluss mit
Belohnungszigaretten**

4

> **Ausrede: »Diese Zigarette habe ich mir jetzt wirklich verdient!«**
> Zum Nachdenken: Den Schaden, den Sie damit in Ihrem Körper anrichten, haben Sie sicher nicht verdient. Versuchen Sie es als Gewinn bzw. Belohnung zu betrachten, wenn Sie nicht rauchen. Sie tun sich etwas Gutes damit.

Episode aus der Rauchfrei-Beratung
Raucherin: »Ja, Herr Professor, ich rauche nicht mehr, aber die Zigarette danach, auf die kann ich einfach nicht verzichten.«
Professor: »Gnädige Frau, wie viele Zigaretten rauchen Sie denn so?«
Raucherin: »So etwa 15 Stück täglich.«
Professor (beinahe sprachlos): »Gnädige Frau, ich bin sehr beeindruckt.«

4.3   Worauf Sie sich einstellen sollten

Entzugssymptome

Im besten Fall gehören Sie zu den Rauchern, denen es ab dem Rauchstopp blendend geht. Sie fühlen sich körperlich und psychisch sofort besser und freuen sich über Ihren Erfolg. Manche Raucherinnen und Raucher jedoch klagen zwischenzeitlich über einige der Begleiterscheinungen, die ein Rauchstopp so mit sich bringen kann.

Wenn Sie zu den Menschen gehören, die Symptome bereits entwickeln, wenn sie darüber hören oder lesen, sollten Sie dieses Kapitel vielleicht überspringen und abwarten, ob bei Ihnen überhaupt Entzugserscheinungen auftreten. Wenn Sie gerne wissen möchten, worauf Sie sich vorsichtshalber einstellen sollten, dann lesen Sie weiter.

Viele unserer Ex-Raucherinnen und Ex-Raucher sagen übrigens, dass der Rauchstopp leichter war, als sie ursprünglich angenommen hatten. Wenn Sie sich zu viele Sorgen machen, stehen Sie sich unter Umständen selbst im Weg. Wer nicht wagt, gewinnt nicht!

Rauchverlangen

Die meisten Ex-Raucher, bei denen nach dem Rauchstopp überhaupt Symptome auftreten, klagen über Rauchverlangen. Dieses Gefühl ist in der Regel nicht konstant, sondern wird meist als schubartig beschrieben. Normalerweise dauert das Rauchverlangen nur einige Augenblicke, bevor es wieder deutlich nachlässt. In Einzelfällen kann es, vor allem in den ersten rauchfreien Tagen, auch länger anhalten. Wie oben bereits beschrieben, hilft meist eine kurze Ablenkung, um den »Schub« zu überwinden. Falls Sie die ersten Tage als schwierig empfinden, können wir Ihnen versprechen, dass es bald besser wird. Mit der Zeit werden die »Schübe« seltener und schwächer, und es wird Ihnen immer leichter fallen, damit umzugehen. Viele Betroffene bemerken bereits innerhalb der ersten Tage eine spürbare Erleichterung. In jedem Fall gilt: Es ist noch bei jedem Ex-Raucher und jeder Ex-Raucherin besser geworden.

Ähnliches gilt für Symptome wie Angespanntheit oder Unruhe, die ein Rauchstopp auslösen kann. Haben Sie etwas Geduld mit sich selbst, und fordern Sie diese auch von Ihrem Partner, Ihren Freunden oder Kollegen ein.

Weitere mögliche Entzugserscheinungen sind Irritierbarkeit, Frustration, Ärger, Konzentrations- und Einschlafstörungen, nächtliches Erwachen und Verstimmungszustände. Kaum jemand hat jedoch zusätzlich zum Rauchverlangen mehr als ein Symptom. Falls Sie betroffen sind: Wir können Ihnen versprechen, dass es nicht so bleibt. Es wird mit Sicherheit bald besser. Halten Sie durch!

Keine Angst …

> **Ausrede: »Ich kann nicht aufhören, ich habe so starkes Rauchverlangen.«**
> Tatsache ist: Es bleibt nicht so. Auch starke Raucher beschreiben nach spätestens zwei bis drei Wochen eine deutliche Besserung. Eine Möglichkeit zur Linderung des Rauchverlangens wäre auch die Verwendung von Hilfsmitteln (siehe unten), aber nicht jeder möchte es sich auf diese Weise leichter machen.

> **Ausrede: »Ich bin so gereizt, und meine Partnerin findet mich unausstehlich, wenn ich nicht rauche.«**
> Unsere Meinung dazu: Informieren Sie Ihre Partnerin von Ihrem Vorhaben, und besprechen Sie eventuelle Begleiterscheinungen. Es mag sein, dass Sie vorübergehend etwas gereizt reagieren und Ihre Partnerin damit fordern. Allerdings sollte die Rauchfreiheit das eigentliche Ziel sein, und davon profitiert letzten Endes auch Ihre Partnerin. Es wird bald besser. Ihre Partnerin wird diese Zeit mit Ihnen durchstehen.

Episode aus der Rauchfrei-Beratung
Partner: »Jetzt zünde dir endlich wieder eine Zigarette an. Seit Tagen bist du unausstehlich.«
Ex-Raucherin: »Nein, sicher nicht. Ich habe 20 Jahre geraucht und jetzt endlich damit aufgehört. Wegen dir fange ich sicher nicht wieder an. Du könntest mir ruhig helfen und wirst die paar Tage wohl aushalten können.«

4.4　Setzen Sie sich mit möglichen Hilfsmitteln auseinander

Möglichkeiten gibt es viele

Es gibt natürlich keine Wundermittel, die das Rauchverlangen bzw. das Rauchen selbst wegzaubern. Wenn Ihnen das jemand einreden möchte, dann will er/sie meistens nur Ihr Geld. Alle fünf Monate erscheint ein neues System auf dem Markt, das schnelle, effiziente Hilfe ohne eigene Anstrengung verspricht, wenn man nur einen gewissen Geldbetrag entrichtet (am besten im Voraus). Wenn es nicht zu teuer ist, können Sie es ja ausprobieren, Unterhaltungswert hat es bestimmt. Allerdings sollten Sie Ihre Idee vorher zum Beispiel Ihrem Partner kundtun. Raucherinnen und Raucher haben schon mit den obskursten Methoden aufgehört. Uns ist jede Methode recht, die zum Erfolg führt und ungefährlich ist. In ▶ Kap. 12 sind einige Alternativprodukte und -methoden besprochen.

Nikotinersatzprodukte

Andererseits gibt es wissenschaftlich untersuchte Hilfsmittel, die sowohl das Rauchverlangen vermindern als auch die möglichen Entzugserscheinungen lindern können. Neben den wohl bekannten Nikotinersatzprodukten gibt es auch zwei verschreibungspflichtige Medikamente, die für die Indikation Rauchstopp zugelassen sind (▶ Kap. 11). Natürlich ist »Einfach aufhören und endlich rauchfrei sein« die Wunschvorstellung der meisten mit ihrem Zigarettenkonsum unzufriedenen Raucherinnen und Raucher. Sie können sich dieses Vorhaben aber mit den genannten Hilfsmitteln ein wenig erleichtern. Setzen Sie sich ausführlich mit der Frage auseinander, ob Sie eine derartige Unterstützung in Anspruch nehmen möchten oder nicht.

— Wenn Sie bereits Vorerfahrungen mit den genannten Hilfsmitteln haben, lesen diesen Abschnitt bitte trotzdem. Wir wissen, dass es oft zu Fehlanwendungen kommt und dass häufig eine überhöhte Erwartungshaltung bezüglich dieser Produkte besteht. Beides wollen wir im Folgenden korrigieren.
— Wenn Sie eine Unterstützung durch Medikamente gänzlich ablehnen, dann überblättern Sie diesen Abschnitt.

> **Ausrede: »Ich bin nicht krank und brauche keine Medikamente.«**
> Unsere Meinung dazu: Natürlich brauchen Sie solche Hilfsmittel nicht unbedingt, aber Sie können sich den Rauchstopp damit leichter machen. Sie führen Ihrem Körper mit jeder Zigarette ca. 5.000 Substanzen zu, und dies über viele Jahre. Mindestens 30 davon sind krebserregend. Ein Nikotinkaugummi enthält nur Nikotin und ist im Vergleich dazu wohl wirklich harmlos.

4.4.1 Nikotinersatztherapie

Für den Erfolg der Nikotinersatztherapie sind die richtige Verwendung und Dosierung essenziell. Haben Sie ein wenig Geduld mit den Präparaten, es sind natürlich keine Zigaretten, sondern Ersatzmittel. Es gibt eine ganze Reihe von Produkten, unter denen Sie das für Sie passende herausfinden müssen. Wir geben in ▶ Kap. 10 eine genaue Anleitung für den Umgang mit Nikotinersatzprodukten. Gehen Sie locker an die Sache heran, und experimentieren Sie ruhig ein wenig. Versuchen Sie zunächst einzelne Zigaretten durch Hilfsmittel zu ersetzen, um das für Sie geeignetste zu finden.

Keine Wundermittel, aber Hilfsmittel

Lassen Sie sich möglichst nicht von den Geschichten und Erfahrungen anderer beeinflussen. Sie bekommen unter Umständen völlig veraltete Berichte. Auch Ihre eigenen Vorerfahrungen sind vielleicht nicht mehr aktuell. Die Produkte werden ständig weiterentwickelt, und sowohl die Wirkung als auch der Geschmack werden laufend verbessert bzw. verändert. Außerdem gilt: Die Menschen sind verschieden, was dem einen nicht hilft, hilft vielleicht der anderen. Sämtliche zurzeit im deutschsprachigen Raum erhältlichen Nikotinersatzmittel werden in ▶ Kap. 10 abgehandelt.

> **Ausrede: »Nikotinersatzprodukte bringen doch nichts!«**
> Tatsache ist: Es gibt über 100 klinische Studien, die die Effektivität der Nikotinersatztherapie bestätigen. Nikotinersatzprodukte können helfen, die Entzugssymptome zu lindern und das Rauchverlangen zu bekämpfen. Wundermittel sind es natürlich keine. Das häufigste Problem ist die Unterdosierung dieser Medikamente. Wenn man zum Beispiel nur einen Nikotinkaugummi am Tag verwendet, wird dieser vermutlich nur begrenzt helfen.

4

> **Ausrede: »Nikotinersatzprodukte sind mir zu teuer, das kann ich mir nicht leisten.«**
> Unsere Meinung dazu: Stimmt. Die Packungsgrößen sind allerdings für längere Zeiträume gedacht. Bedenken Sie, dass Sie beispielsweise mit einer handelsüblichen Packung Nikotinpflaster zwei Wochen auskommen. Die Kalkulation des finanziellen Aufwands für Ersatzmittel orientiert sich an den Kosten des Rauchens in derselben Zeit. Wenn Sie Ihren Zigarettenkonsum beenden und stattdessen Nikotinersatzprodukte verwenden, sparen Sie im Normalfall sogar Geld.

> **Ausrede: »Ich rauche nur aus Gewohnheit, nicht wegen des Nikotins.«**
> Unsere Meinung dazu: Interessanterweise werden Zigaretten, die kein Nikotin enthalten, von Rauchern nur kurzfristig akzeptiert und verwendet. Das Nikotin dürfte bei fast allen Rauchern eine gewisse Rolle spielen. Eine interessante Geschichte am Rande: Etwa 95 Prozent der in der EU (zum Teil ohne Genehmigung) gehandelten »elektrischen Zigaretten« enthalten Nikotin, obwohl es auch eine nikotinfreie Variante zu kaufen gibt.

> **Ausrede: »Die Nikotinersatzprodukte habe ich schon alle erfolglos durchprobiert.«**
> Unsere Meinung dazu: Nikotinersatzprodukte werden häufig falsch bzw. mit einer zu großen Erwartungshaltung angewandt. Um den Aufhörwilligen entgegenzukommen, werden die Darreichungsformen laufend weiterentwickelt bzw. neue Produkte auf den Markt gebracht. Informieren Sie sich bei Ihrem Arzt oder Apotheker, was es Neues auf diesem Markt gibt. Überlegen Sie, ob Ihre Rauchstoppversuche mit Nikotinersatzprodukten auch wirklich ernsthafte Versuche waren.

4.4.2   Verschreibungspflichtige Medikamente

Medikamente

Es gibt zurzeit zwei verschreibungspflichtige Medikamente, die beim Nichtrauchen helfen können. Eines davon ist sogar speziell für den Rauchstopp entwickelt worden. Falls Sie Interesse haben, versuchen Sie eine Ärztin oder einen Arzt zu finden, der sich mit dem Thema auseinandergesetzt hat. Er/sie kann Sie bestimmt gut beraten und Ihnen gegebenenfalls bei der Auswahl behilflich sein. Eine kurze Darstellung der erhältlichen Medikamente finden Sie in ▶ Kap. 11.

Los geht's!

5.1   Werfen Sie die Sorgen über Bord

Machen Sie sich keine Sorgen! Gehen Sie es locker an, und blockieren Sie sich nicht selbst (◼ Abb. 5.1).

Rauchfrei in kleinen Schritten

Versuchen Sie in kleinen Schritten zum Erfolg zu kommen. Rom ist ja auch nicht an einem Tag erbaut worden. Beginnen Sie, indem Sie sich sagen, dass Sie jetzt erst einmal *einen* Tag lang nicht rauchen werden. Erst dann steht der nächste Tag auf dem Programm. Sie werden sehen, wie sich Ihr Rauchstopp entwickelt und wie es Ihnen dabei geht. Vielleicht fällt es Ihnen leichter, als Sie glauben. Viele Raucherinnen und Raucher berichten das jedenfalls. Sie sollten jetzt all Ihre Energie in den ersten Schritt investieren. Fokussieren Sie sich auf den ersten rauchfreien Tag.

Für manche Raucher steht der Gedanke, »nie wieder rauchen zu dürfen«, wie eine Mauer quer über dem Weg zur Rauchfreiheit. Machen Sie es besser, gehen Sie schrittweise vor – nach dem Motto: Ich schau mal, was passiert. (Wie ein bekannter Fußballtrainer zu sagen pflegte: »Schau'n mer mal, dann seh'n mer scho.«)

Episode aus der Rauchfrei-Beratung
Raucherin: »Jetzt habe ich drei Jahre trotz Lungenkrankheit weitergeraucht, weil ich Angst vor dem Aufhören hatte. Wenn ich gewusst hätte, dass es mir so leichtfällt, nicht zu rauchen, dann hätte ich die Zigaretten schon längst weggelegt.«
Beraterin: »Toll, dass Sie sich überwunden haben.«

5.2   Haben Sie Ihren ersten rauchfreien Tag bereits geplant?

Planung macht Sinn

Spätestens, wenn Sie dieses Buch zu Ende gelesen haben, sollten Sie einen ernsthaften Versuch starten. Fixieren Sie einen Termin! Überlegen Sie, wie dieser Tag am besten aussehen könnte. Falls Sie ein Raucherprotokoll geführt haben, können Sie dieses jetzt gut gebrauchen. Wann rauchen Sie tendenziell weniger? In Ihrer Freizeit oder am Arbeitsplatz? Um sich den ersten rauchfreien Tag möglichst leicht zu machen, wäre es gut, einen Ort zu wählen, wo Sie auch sonst eher weniger geraucht haben. Sie können sich sowohl den Ort als auch die Gesellschaft für Ihren Rauchstopp aussuchen und sollten diese Möglichkeit nutzen.

Der frühe Vogel fängt den Wurm

Im Optimalfall starten Sie gleich am Morgen in Ihre Rauchfreiheit. Gestalten Sie die morgendliche Routine entsprechend: Ein langes Frühstück, bei dem Sie früher gleich mehrere Ziga-

57

5

5.2 · Haben Sie Ihren ersten rauchfreien Tag bereits geplant?

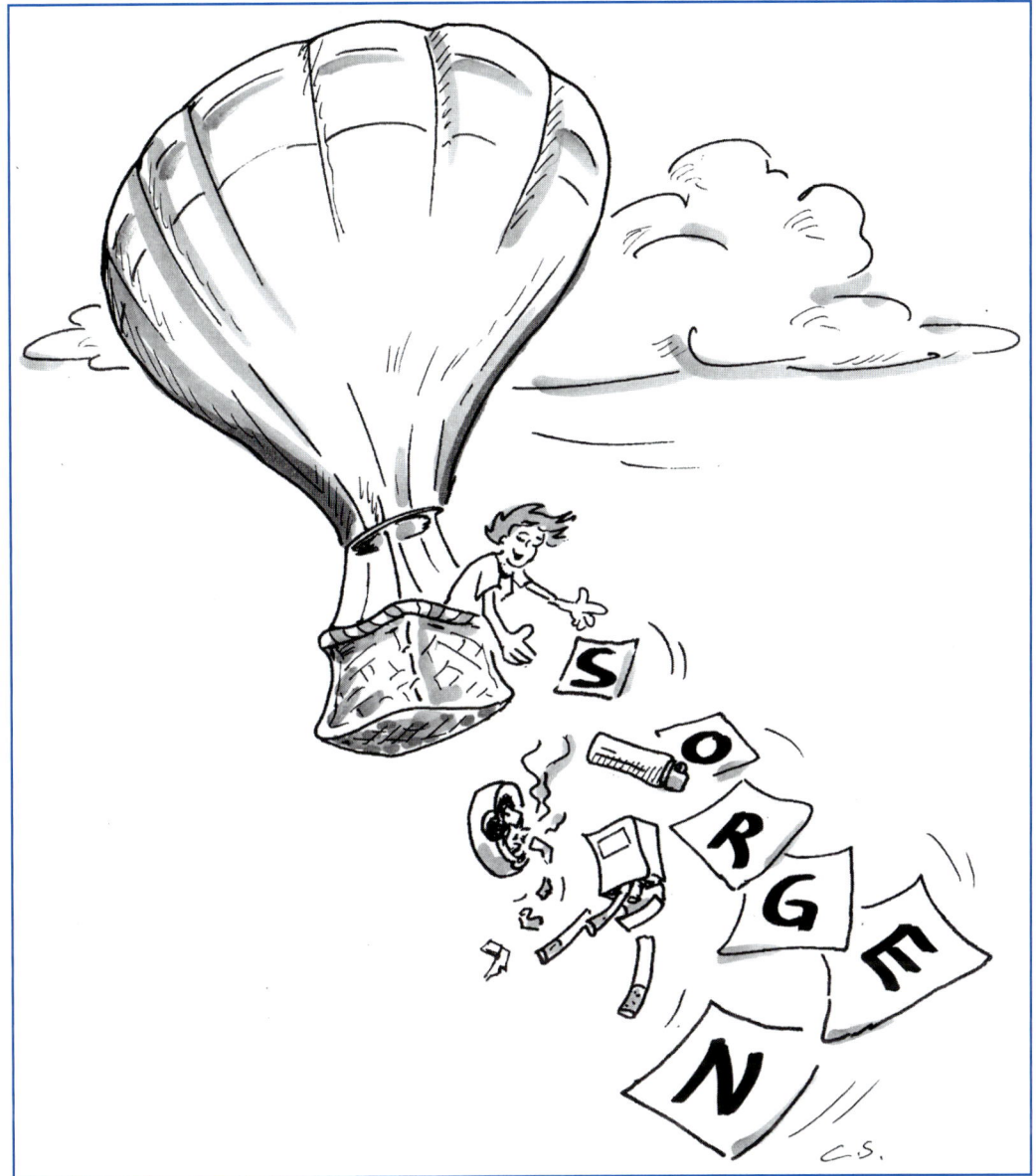

▣ **Abb. 5.1**   Werfen Sie Ballast ab!

retten geraucht haben, ist vielleicht kontraproduktiv. Stattdessen könnten Sie sich gleich auf das Fahrrad setzen oder sich mit Kollegen zum Frühstück in einem rauchfreien Lokal verabreden. Dann haben Sie den Anlauf in den ersten rauchfreien Tag geschafft. Falls Sie das »Toilettenproblem« betrifft, lesen Sie die folgende Ausrede.

5

> **Ausrede: »Ohne morgendliche Zigarette funktioniert mein Stuhlgang nicht.«**
> Unsere Antwort darauf: Auch wenn viele Menschen darauf fixiert sind, muss man keineswegs unbedingt jeden Tag Stuhlgang haben. Keine Sorge, das Problem regelt sich normalerweise nach wenigen Tagen von selbst. Trinken Sie zum Frühstück viel Flüssigkeit, vorzugsweise Wasser. In vielen Fällen genügt auch der morgendliche Kaffee. Wenn all dies nicht hilft, fragen Sie Ihren Arzt um Rat. Dieser weiß bestimmt ein mildes Abführmittel, das Sie in den ersten Tagen zur Unterstützung verwenden können.

5.2.1   Rauchstopp am Werktag

Arbeitstage haben Vorteile

Der Vorteil eines Rauchstoppbeginns am Arbeitsplatz wäre, dass Sie den Tagesablauf vermutlich gut einschätzen können. Die meisten Arbeitsplätze heutzutage sind sowieso rauchfrei bzw. unterliegen relativ strikten Rauchbeschränkungen. In manchen internationalen Firmen ist das Rauchen ja bereits auf dem gesamten Werksgelände verboten, oder der Betriebsrat kämpft mehr oder weniger erfolgreich darum, diese Regelung zu verhindern. Üblicherweise gibt es aber noch irgendwo ein – meistens nicht sehr hübsches – Raucherplätzchen, das Raucher zwischendurch aufsuchen können. Für diese Pausen müssten Sie sich einen Plan zurechtlegen: Einerseits können Sie versuchen, die rauchenden Kollegen an den ersten Tagen zu meiden, andererseits wollen doch viele Ex-Raucher den Kontakt aufrechterhalten und setzen sich schon von Beginn an den üblichen Rauchsituationen aus. Überlegen Sie, was für Sie besser ist. Wichtig ist, dass Sie gleich mitteilen, dass Sie mit dem Rauchen aufgehört haben und nicht mehr mitrauchen werden. Vielleicht werden Sie nun fragen: »Warum soll ich das meinen Kollegen sagen? Besteht nicht die Gefahr, dass ich mich blamiere?« Seien Sie versichert: Ihre rauchenden Kollegen bemerken ohnehin, dass Sie versuchen, mit dem Rauchen aufzuhören. So sind Sie wenigstens nicht der oder die Ertappte und müssen sich nicht verteidigen oder rechtfertigen, wenn Sie jemand anspricht. Sie werden so oder so unterschiedlichste Reaktionen bemerken: Viele Raucherinnen und Raucher sind mit ihrem eigenen Rauchen unzufrieden und würden gerne etwas daran ändern. Zumindest, wenn das leicht, schnell und ohne Anstrengung funktionieren würde. Und jetzt kommen Sie

5.2 • Haben Sie Ihren ersten rauchfreien Tag bereits geplant?

59

5

und demonstrieren, dass es doch geht. Sie werden also viele kritische Beobachter haben, mit denen Sie umgehen müssen. Seien Sie stolz auf sich und Ihren Erfolg. Stehen Sie auch zu Ihrer Rauchfreiheit. Sie brauchen niemanden vom Nichtrauchen zu überzeugen, niemanden zu bekehren, andererseits müssen Sie sich auch nicht rechtfertigen, warum Sie nicht mehr rauchen. Vielleicht gibt es aber eine Kollegin oder einen Kollegen, die oder der spontan mitmachen möchte und sich diesbezüglich bei Ihnen erkundigt. Die Wahrscheinlichkeit, dass Sie Situationen erleben werden wie in der folgenden Beispiel-Episode beschrieben, ist relativ groß.

Episode aus der Rauchfrei-Beratung
Raucher: »Was ist los? Bist du krank? Warum rauchst du nicht?«
Ex-Raucher: »Ich versuche aufzuhören und halte schon zwei Tage durch.«
Raucher: »Warum tust du dir das an? Das habe ich schon hinter mir.«
Ex-Raucher: »Scheinbar nicht, du rauchst ja noch!«

5.2.2 Achtung, Beobachter!

Raucherinnen und Raucher, die mit ihrem eigenen Rauchverhalten unzufrieden sind, werden durch Ihr Beispiel daran erinnert, dass sie es selbst mit einem Rauchstopp versuchen sollten bzw. dass es tatsächlich möglich ist, mit dem Rauchen aufzuhören. Neid ist ein starkes Motiv für Sticheleien. Im Extremfall bleiben den unzufriedenen Rauchern nur zwei Möglichkeiten: Entweder er/sie unternimmt selbst einen Rauchstoppversuch, oder er/sie bringt Sie dazu, wieder zu rauchen, dann braucht er/sie es selbst nicht zu versuchen. Wenige Menschen stehen komplett über den Dingen. Vieles läuft auch unbewusst ab. Nehmen Sie es Ihren Freunden oder Kollegen daher nicht übel. Suchen Sie lieber verstärkt die Gesellschaft von Personen, die Sie positiv motivieren. Dass Sie eine tolle Leistung vollbringen, weil Sie nicht mehr rauchen, ist viel schöner zu hören als negative Statements wie: »Dir gebe ich keine Zigarette mehr, du rauchst ja nicht mehr.« Im Extremfall werden Ihnen vielleicht sogar ausdrücklich Zigaretten angeboten, um Sie herauszufordern. Stellen Sie sich darauf ein, dann werden Sie mit derartigen Situationen gut zurechtkommen.

Die Wände haben Ohren

5.2.3   Rauchstopp in der Freizeit

Die Freizeit bietet viele Möglichkeiten

Der Vorteil eines Rauchstopps in der Freizeit ist, dass Sie sich die Zeit und Ihre Aktivitäten einteilen können. Wichtig ist, dass es Ihnen gelingt, Ihr gewohntes Rauchverhalten zu durchbrechen. Überlegen Sie, ob es Aktivitäten gibt, bei denen Sie auch sonst längere Zeit ohne Zigaretten ausgekommen sind, und planen Sie diese bewusst für den ersten rauchfreien Tag ein. Falls es nicht-rauchende Personen in Ihrem Umfeld gibt, könnten Sie vielleicht mit diesen etwas unternehmen. Planen Sie möglichst angenehme, längere Aktivitäten, die Ihnen ohne Zigarette leichtfallen: einen Tag im Schwimmbad, einen Ausflug ins Museum, eine Einkaufs-tour in ein Shoppingcenter oder einen Kino- bzw. Theaterbesuch. Sogar eine längere Eisenbahnfahrt kann helfen, vorausgesetzt, Sie meiden die verrauchte Toilette (Rauchmelder wie im Flugzeug gibt es unseres Wissens im Zug nicht). Mittlerweile ist das Rau-chen ohnehin an vielen Orten verboten – diese brauchen Sie in Zukunft dann nicht mehr zu meiden. Es wird bestimmt ein tolles Gefühl sein, wenn Sie Ihre Aktivitäten bald ohne den Gedanken an die nächste Zigarette bzw. ohne die Suche nach einem Ort, an dem Sie diese rauchen können, genießen können.

> **Ausrede: »Wenn ich mir einen rauchfreien Tag nur vor-stelle, dann bin ich schon gestresst.«**
> Unsere Antwort darauf: Ganz ohne Anstrengung wird es nicht gehen. Ein gut geplanter erster rauchfreier Tag hat den Vorteil, dass Sie sich darauf einstellen und eventuelle Hindernisse meiden können: Beispielsweise ist es wahrscheinlich keine gute Idee, sich am Tag X mit rauchenden Freunden auf ein alkoholisches Getränk zu treffen.

5.3   Entfernen Sie Ihre Rauchutensilien

Aschenbecher entsorgen

Viele Dinge und Accessoires in Ihrem Umfeld können Sie an Ihr Rauchverhalten erinnern und Rauchverlangen auslösen. Entfer-nen Sie alle Aschenbecher aus Ihrer Wohnung, Sie werden sie nicht mehr benötigen. Falls Sie daraus eine rituelle Handlung machen wollen, können Sie ein nicht so wertvolles Stück auch vernichten. Wertvollere Exemplare versteigern Sie vielleicht im Internet. Verschenken wäre auch eine Möglichkeit. Alle Varian-ten können bei der Umsetzung Ihres Vorhabens hilfreich sein. Bei

Feuerzeugen sind die Meinungen geteilt: Während einige Rauch-stoppwillige vorsichtshalber auch ihre Feuerzeuge entsorgen, finden andere sie zum Anzünden von Kerzen oder Kachelöfen durchaus geeignet. Allerdings sollten Sie keinesfalls Feuerzeuge bei sich haben, wenn Sie unterwegs sind.

Mit den Zigaretten verfahren Sie ähnlich:

Tipps zur Zigarettenentsorgung

− Am besten schmeißen Sie die Zigaretten weg oder verkaufen sie an rauchende Kolleginnen oder Kollegen. Warum? Alleine das Mitführen von Zigaretten kann Rauchverlangen auslösen (stellen Sie sich vor, Sie laufen den ganzen Tag mit Ihrer Lieb-lingsschokolade in der Tasche herum. Ehe Sie sich versehen, ist die Tafel aufgegessen …). Dieser Versuchung müssen Sie sich nicht unbedingt aussetzen.

− Falls Sie sich das Weggeben der Zigaretten nicht vorstellen können, dann verstauen Sie die Zigaretten zumindest so ordentlich, dass es einen deutlichen Zeitaufwand oder eine Kraftanstrengung benötigt, um sie zu erreichen. Wie schon erwähnt, kann es sein, dass Sie kurzfristig Rauchverlangen haben, und dann sollten die Zigaretten nicht griffbereit im Schrank liegen. Rechnen Sie nicht damit, dass Sie vergessen, wo Ihre Zigaretten aufbewahrt sind. Gut geeignet ist zum Beispiel ein abschließbarer Kasten, den Sie selten öffnen. Vielleicht können Sie den entsprechenden Schlüssel auch weit entfernt aufbewahren. Je mehr Zeit zwischen dem Aufkom-men Ihres Rauchverlangens und dem Erreichen der Zigaret-ten verstreicht, desto besser. Während der Aktion können Sie dann nämlich in Ruhe überlegen, ob Sie diese Zigarette wirklich rauchen wollen, und in der Zwischenzeit hat das Rauchverlangen vielleicht schon nachgelassen. Wenn Sie wol-len, können Sie den Schlüssel natürlich auch einer vertrau-enswürdigen Person übergeben, die Sie in Ihrem Vorhaben unterstützt.

− In keinem Fall sollten Zigaretten offen in Ihrer Umgebung herumliegen. Die Erfahrung zeigt, dass schon der bloße An-blick der gewohnten Marke Rauchverlangen auslösen kann. Zudem wird so der unbewusste Routinegriff zur Zigarette be-günstigt. Falls Sie mit Ihrem rauchenden Partner noch nicht darüber gesprochen haben, bitten Sie Ihn spätestens jetzt, die Zigaretten wegzuräumen. Als besonders ungünstig hat es sich erwiesen, wenn der Partner oder die Partnerin dieselbe Marke raucht und seine bzw. ihre Zigaretten überall herum-liegen lässt. Sie finden bestimmt eine gute Lösung, um die Zigaretten nicht immer vor Augen zu haben.

5

Ausrede: »Es stresst mich, zu wissen, dass ich keine Zigaretten habe.«
Unsere Meinung dazu: Am Anfang ist das vielleicht so, aber Sie werden sich sehr rasch daran gewöhnen und froh sein, dass Sie sich nicht mehr dauernd darum kümmern müssen, Zigaretten dabei zu haben. Auch das Auflösen des Zigarettenlagers zu Hause hat Vorteile, auch wenn manche dies anfangs irritierend finden. Nutzen Sie den gewonnenen Stauraum.

Ausrede: »Es ist ja ein größerer Erfolg, wenn ich die eingesteckten Zigaretten nicht rauche, als wenn ich sie ganz weggebe.«
Unsere Antwort darauf: Sie machen sich dadurch den Rauchstopp nicht leichter. Unbewusst lassen Sie sich damit eine Hintertür offen, und das wollen Sie ja nicht. Nebenbei: Tragen Sie eigentlich viele Dinge mit sich herum, die Sie nicht verwenden wollen? Dann schlagen wir vor, dass Sie sich die Last erleichtern. Lernen Sie, ohne Ihre Zigaretten-Rückversicherung auszukommen.

Episode aus der Rauchfrei-Beratung
Berater: »Haben Sie Ihre Zigaretten bereits entsorgt?«
Ex-Raucher: »Nicht ganz. Ich habe sie in meinem Kofferraum. Da sind sie weit weg, aber es geht mir besser, wenn ich weiß, dass ich noch welche habe. Wenn ich rauche, dann nur diese. Vielleicht überlege ich mir auf dem Weg zum Auto, ob ich wirklich rauchen will.«
Berater: »Wegwerfen wäre besser, aber meinetwegen ...«
Drei Monate später:
Ex-Raucher: »Übrigens, ich habe meine Zigaretten aus dem Kofferraum jetzt endlich entsorgt. Jetzt bin ich sicher, dass ich sie nicht mehr brauche.«
Berater: »War das Wegwerfen so schwierig?«
Ex-Raucher: »Nein, eigentlich nicht. Ich hätte es gleich machen sollen, dann hätte ich nicht mehr darüber nachgedacht.«

Restbestände

Vielleicht wollen Sie Ihre Zigaretten auch aufrauchen? Wenn Sie das vorhaben, wollen wir Sie nicht davon abhalten. Wir geben allerdings zu bedenken, dass Ihr Zigarettenlager möglicherweise für mehrere Tage oder Wochen reicht und Ihre Motivation, das Rauchen aufzugeben, in dieser Zeit eventuell nachlässt. Außerdem wissen Sie vermutlich nicht genau, wann Sie bei Ihrer letzten Zigarette angelangt sind, und das Erlebnis, keine Zigarette mehr zu haben, tritt unter Umständen überraschend und in einer ungünstigen Situation ein.

Vielleicht sitzen Sie gerade mit rauchenden Freunden beim Heurigen, wenn Sie Ihre letzte Zigarette rauchen. Glauben Sie, dass es sich dabei um den optimalen Zeitpunkt handelt? Wenn Sie trotzdem Ihre letzten Zigaretten aufrauchen wollen, dann empfehlen wir eine gewisse Planung.

5.4 Keine eigenen Zigaretten mehr kaufen

Viele Raucherinnen und Raucher, die ihren Rauchstopptag schon geplant haben, entschließen sich, keine eigenen Zigaretten mehr zu kaufen. Falls Sie sich Zigaretten von Freunden oder Kollegen »borgen«, versuchen Sie, mit Ihren »Gönnern« eine Vereinbarung zu treffen. Erklären Sie, dass Sie zu rauchen aufhören wollen, und kaufen Sie ihnen nur einzelne Zigaretten ab. Dies hat folgenden Grund: Raucher sind zunächst oft sehr freigiebig mit ihren Zigaretten. Längerfristig bekommen Sie aber bestimmt zu hören, dass Sie sich wieder eigene Zigaretten zulegen sollen. Das ist natürlich nicht Ihr Ziel. Sobald Sie sich wieder eigene Zigaretten kaufen, beginnt die Entsorgungsaufgabe von Neuem und beeinträchtigt Ihren Rauchstoppversuch. Verschieben Sie Ihr Vorhaben also lieber nicht Päckchen für Päckchen nach hinten.

Zigaretten borgen

5.5 Waschen, putzen, sauber machen

Wir erleben immer wieder, dass werdende Nichtraucher ihren Rauchstopp als Gelegenheit nutzen, ihre Wohnung auf Vordermann zu bringen. Schauen Sie hinter Ihre Bilder. Wenn der Tabakrauch Ihre Wände stark verfärbt hat, können Sie jetzt etwas daran ändern. Streichen Sie Ihre Wohnung neu, und markieren Sie damit den Start in Ihre Rauchfreiheit. Sie könnten auch Ihre Vorhänge waschen und den frischen Duft genießen.

Bald wird Ihre Lunge einen ebensolchen Reinigungsprozess durchmachen. Achtung: Das könnte sich auch durch kurzfristig vermehrtes Husten bemerkbar machen. Das tritt etwa bei 10 Prozent der starken Raucherinnen und Raucher nach dem Rauchstopp auf.

Reinigungsprozesse

5

> **Ausrede: »Jetzt, wo ich aufgehört habe zu rauchen, huste ich mehr als vorher.«**
> Tatsache ist: Dieses kurzfristig auftretende Phänomen ist bekannt und deutet auf den anlaufenden Reinigungsprozess in Ihrer Lunge hin. Unter Umständen ist der abgehustete Schleim schwärzlich-bräunlich. Das Flimmerepithel der Lunge erholt sich langsam und beginnt wieder zu arbeiten. Das ist ein gutes Zeichen. Falls Sie schon länger unter chronischem Husten leiden, wäre ein Besuch beim Lungenfacharzt keine schlechte Idee.

5.6   Belohnungen

Überlegen Sie sich eine Belohnung, oder lassen Sie sich belohnen. Schreiben Sie sich selbst einen Brief, in dem Sie Ihre Belohnung für erreichte Ziele formulieren. Loben Sie sich, und beschreiben Sie, wie unendlich stolz Sie auf sich sein werden, wenn Sie Ihr Ziel erreicht haben. Es wird Sie freuen, neben Rechnungen und Werbung ein positives Schreiben in der Post zu finden.

Belohnung als Motivation

Die meisten unserer werdenden Ex-Raucherinnen und -Raucher meinen zwar, das Nichtrauchen sei »Belohnung genug«, doch es ist immer hilfreich, sich für erreichte Etappenziele eine kleine Belohnung zu gönnen. Vielleicht ist jemand in Ihrer Umgebung bereit, Sie diesbezüglich zu unterstützen. Natürlich können Sie sich auch selbst etwas Gutes tun: ein gemütliches Abendessen mit einem guten Freund (ja! Sie dürfen noch essen, wenn Sie zu rauchen aufgehört haben!), die neuen Schuhe, die Sie schon in der Auslage bewundert haben, die Grafikkarte für Ihren Computer, die Sie sich immer gewünscht haben, ein paar angenehme Stunden in der Therme, ein flottes T-Shirt oder eine neue (Sonnen-)Brille. Lassen Sie Ihrer Kreativität freien Lauf. Von allzu waghalsigen Belohnungen allerdings raten wir eher ab.

Episode aus der Rauchfrei-Beratung
Raucher: »Ich habe mir ein 500er-Motorrad gekauft. Beschleunigt in 5 Sekunden von 0 auf 100 km/h. Viel besser als eine 1000er-Maschine. Von dem ersparten Geld lässt sich das mittelfristig finanzieren.«
Berater: »Ich bin mir nicht sicher, ob ich Ihnen wirklich geholfen habe …«

5.7   Wann, wenn nicht jetzt?

Haben Sie die Hinweise aus den letzten Kapiteln schon berücksichtigt? Ist es Ihnen schon gelungen, Ihren Zigarettenkonsum einzuschränken? Wie gesagt: Es gibt zwei Möglichkeiten, aufzuhören. Entweder Sie versuchen es mit einer Reduktion, oder Sie ziehen einen abrupten Schlussstrich. Treffen Sie eine Entscheidung. Beide Wege führen zum Erfolg. Falls Ihre Motivation groß genug ist, werfen Sie Ihre Zigaretten gleich weg, oder entsorgen Sie diese rituell. Haben Sie bereits mithilfe unserer Tipps versucht, die Zigarettenzahl zu reduzieren? Egal, ob Raucherprotokoll (▶ Kap. 4, Abb. 4.2) oder schlichtes Abzählen der Zigaretten: Wenn Sie es tun, dann wird sich eine Wirkung einstellen. Wenn Sie noch nicht damit begonnen haben, dann starten Sie jetzt damit.

Wenn Hilfsmittel für Sie infrage kommen, dann lesen Sie bitte jetzt ▶ Kap. 10, um herauszufinden, ob etwas Passendes für Sie dabei ist. Falls ja, sollten Sie sich vor dem Rauchstopp mit Anwendung und Dosierung vertraut machen. Natürlich können Sie die genannten Hilfsmittel auch zur Reduktion nutzen.

Ausrede: »Es muss im Gehirn ‚klick' machen.«
Unsere Antwort darauf: Manche Gehirne scheinen mechanisch zu funktionieren … Spaß beiseite: Warten Sie nicht darauf. Manche Raucherinnen und Raucher warten ihr ganzes Leben, aber es klickt einfach nicht. Hören Sie auf zu rauchen, ob es klickt oder nicht. Die wenigsten Menschen sind bei ihrem Rauchstoppversuch hundertprozentig überzeugt, dass der gewählte Zeitpunkt der richtige ist. Trotzdem schaffen es viele. Sie auch!

Ausrede: »Jetzt aufzuhören lohnt sich nicht mehr, ich rauche schon zu lange.«
Tatsache ist: Wissenschaftliche Untersuchungen zeigen, dass sogar 80-Jährige noch von einem Rauchstopp profitieren. Wenn Sie sich bisher täglich mindestens 30 bis 50 krebserregenden Stoffen ausgesetzt haben und diese nun vermeiden, kann dies nur von Vorteil sein. Auch die tägliche Kohlenmonoxidvergiftung ersparen Sie Ihrem Körper. Es lohnt sich immer!

5

Ausrede: »Die genannten Methoden bringen mir nichts, ich rauche genauso viel wie vorher.«
Unsere Meinung dazu: Nicht alles hilft jedem. Experimentieren Sie mit den vorgeschlagenen Methoden. Wenn Sie alles ausprobiert haben und absolut nichts für Sie dabei ist, dann bleibt immer noch die Möglichkeit, einen radikalen Schnitt zu machen.

Ausrede: »Mir fehlt der eiserne Wille zum Durchhalten.«
Zum Nachdenken: Was ist der eiserne Wille eigentlich? Egal, das führt hier wohl zu weit. Bevor Sie über das Durchhalten nachdenken, unterbrechen Sie Ihr Rauchen einmal für einen Tag. Mit ziemlicher Sicherheit steigt mit dem ersten Erfolg Ihre Motivation, und wenn Sie so wollen, auch Ihr Wille.

Sie sollten jetzt gut vorbereitet sein. Los geht's! Verschieben Sie Ihr Vorhaben nicht, sondern setzen Sie es jetzt um. Abwarten macht es erfahrungsgemäß nicht leichter!

Die ersten rauchfreien Tage

Geschafft!

Sie haben den ersten und wichtigsten Schritt schon geschafft: Sie rauchen nicht mehr (◘ Abb. 6.1)!

6.1   Wie fühlen Sie sich jetzt?

Gefühle nach dem Rauchstopp

Sind Sie erleichtert, stolz oder angespannt? Manchmal sind die Gefühle frischgebackener Nichtraucherinnen und Nichtraucher eher widersprüchlich. Vermissen Sie die Zigaretten wie einen guten Freund, oder sind Sie froh, die Glimmstängel endlich los zu sein? Vielleicht schwanken Ihre Gefühle auch von Tag zu Tag? Seien Sie auf jeden Fall stolz auf sich. Wir sind es! Sie haben den ersten großen und vielleicht wichtigsten Schritt in Richtung Rauchfreiheit gemacht.

Wenn Sie Ihr Nichtrauchen generell als Verlust erleben und sich die ganze Zeit leidtun, sollten Sie etwas an Ihrer Einstellung ändern. Sie sind zum Nichtraucher geworden, weil Sie nicht mehr rauchen *wollen*, und nicht, weil Sie es nicht *dürfen*. Wiederholen Sie den Satz: »Ich bin Nichtraucher, weil ich es will!« mehrmals täglich. Ihr Rauchstopp ist eine großartige Leistung und ein persönlicher Gewinn, auch wenn Ihnen das jetzt vielleicht noch nicht bewusst ist. Vergegenwärtigen Sie sich Ihren Erfolg, und denken Sie positiv. Sie tun Ihrer Gesundheit damit nur Gutes, und auch Ihre Geldbörse wird sich freuen. Sie können für Ihre Gesundheit kaum Besseres tun, als sich diese Rauchfreiheit zu erhalten. Ist Ihnen schon eine Verbesserung Ihres körperlichen Allgemeinzustandes aufgefallen? Gerade Raucher und Raucherinnen, die bereits gesundheitliche Einschränkungen erlebt haben, beschreiben nach dem Rauchstopp eine verbesserte Atemleistung (»Ich bekomme mehr Luft«) und eine bessere Durchblutung der Beine (»Meine Beine schmerzen bei Anstrengung nicht mehr so stark«). Aber auch völlig gesunde Ex-Raucher erzählen häufig von positiven Erlebnissen im Sport oder bei alltäglichen Bewegungen.

Rauchstopp und Rauchverlangen

Einige fühlen sich sofort nach dem Rauchstopp großartig und berichten, es sei ihnen leichter gefallen, als sie eigentlich angenommen hatten. Jedenfalls sollte Ihre Motivation mit der erfolgreichen Beendigung Ihres Zigarettenkonsums gestiegen sein. Fast jede Raucherin und jeder Raucher freut sich darüber. Den meisten Ex-Rauchern sehen wir den Erfolg schon von Weitem an. Andere müssen sich in den ersten Tagen noch deutlich anstrengen, um nicht zu rauchen.

Zu welcher Gruppe gehören Sie? Kämpfen Sie noch mit dem Rauchverlangen? Vielleicht ist auch der zweite Tag schon leichter

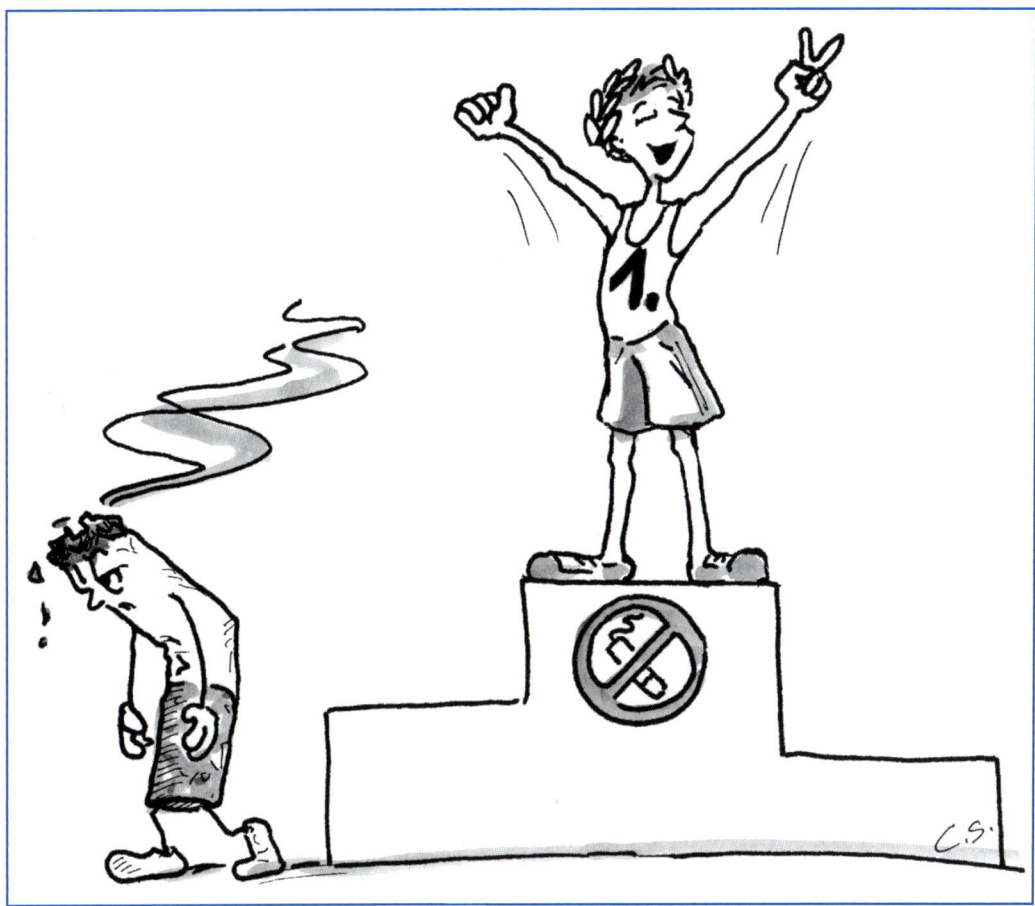

◘ **Abb. 6.1**   Sie haben es geschafft!

als der erste? Es gibt hier große individuelle Unterschiede. Was wir auf jeden Fall versprechen können: Es wird bald besser. Das Rauchverlangen geht normalerweise mit zunehmendem Abstand zum Rauchstopp zurück. Sogar bei Ex-Rauchern, die mehr als 60 Zigaretten pro Tag geraucht haben, tritt nach zwei bis drei Wochen eine Linderung ein. Denken Sie positiv, und halten Sie durch.

6.2   Die kleine Krise in der zweiten Woche

Manche Raucherinnen und Raucher erleben auch erst in der zweiten Woche eine kleine Krise. Dies dürfte daran liegen, dass die Motivation und die erste Euphorie nachlassen. Oft fallen auch

Motivation schwankt

die Unterstützung und die lobende Anerkennung des Umfelds bereits nach kurzer Zeit weg, weil die Umgebung voraussetzt, dass man jetzt nicht mehr raucht. Gerade wenn Sie zeitweise noch immer mit Rauchverlangen kämpfen, kann das ganz schön frustrierend sein, wie uns viele Ex-Raucher berichten. Weisen Sie Ihre Umgebung ruhig darauf hin, wenn Sie sich nach wie vor anstrengen müssen und/oder weitere Unterstützung brauchen. Niemand kann Ihre Gedanken lesen und wissen, wie es Ihnen geht. Das Rauchverlangen sieht man Ihnen nicht an. Es gibt auch kein Messgerät dafür. Ihre Freunde und Kollegen meinen es gut mit Ihnen und helfen bestimmt auch weiterhin gerne, wenn Sie über Ihre Schwierigkeiten sprechen. Auch Krisen gehen vorüber: Auf Regen folgt Sonnenschein.

6.3   Entzugssymptome

Entzugssymptome sind individuell

Auftreten, Dauer und Intensität von Entzugserscheinungen sind individuell sehr verschieden. Während manche Ex-Raucherinnen und -Raucher überhaupt nicht oder kaum betroffen sind, leiden andere vor allem in den ersten Tagen oder Wochen unter verschiedensten Symptomen. Wie geht es Ihnen damit? Haben Sie überhaupt Entzugserscheinungen? Wenn ja, halten Sie durch, es wird bald besser. Am häufigsten klagen Ex-Raucher über das auftretende Rauchverlangen. Außerdem können (müssen aber nicht) Unruhe, Angespanntheit, Irritation, Frustration, Ärger, Schlafstörungen und depressive Verstimmungen in unterschiedlicher Intensität auftreten. Seien Sie beruhigt: Niemand hat alle Symptome. Ihr Körper stellt sich um. Wenn Sie über Jahre hinweg geraucht haben, dann kann es schon etwas dauern, bis alles wieder ins Lot kommt. Nehmen Sie sich die Zeit, und haben Sie Geduld mit sich selbst.

> **Ausrede: »Die Entzugserscheinungen sind kaum auszuhalten.«**
> Unsere Meinung dazu: Aber es bleibt nicht so! Bei den meisten Raucherinnen und Rauchern tritt schon innerhalb weniger Tage eine deutliche Besserung ein. Sie haben vermutlich viele Jahre geraucht. Haben Sie etwas Geduld mit der Situation. Ersatzmittel können helfen, die Entzugserscheinungen zu lindern.

Die Zigarette kann einem in gewissen Situationen oder Stimmungszuständen stark abgehen: Wenn Sie zum Beispiel früher bei Nervosität mehr geraucht haben, dann fällt jetzt ein Kompensationsmechanismus weg, und das kann in den ersten Tagen nach dem Rauchstopp zu vermehrter Nervosität führen. Wie schon erwähnt, kann Nikotin je nach Ausgangslage die Stimmung modulieren und »günstig« beeinflussen. Sie waren vermutlich daran gewöhnt bzw. haben über die Jahre gelernt, Nikotin gezielt zu diesem Zweck einzusetzen. Es hängt natürlich auch von Ihrer Persönlichkeit ab: Leicht reizbare Persönlichkeiten werden nach dem Rauchstopp vielleicht noch aufbrausender sein, und eher antriebslose Personen werden sich dann mitunter noch schwerer zu Aktivitäten aufraffen können. Die gewohnte »positive« Beeinflussung durch das Nikotin kann Ihnen jetzt fehlen, aber Sie werden rasch lernen, damit umzugehen, und andere Möglichkeiten zur »Selbstregulation« finden. Stellen Sie sich auf die veränderte Situation ein, und versuchen Sie, ihr bewusst entgegenzuwirken. Analysieren Sie Ihre jeweilige Stimmung und deren eventuelle Ursachen – das ist der erste und wichtigste Schritt, um entsprechende Bewältigungsstrategien zu entwickeln.

Wirkung des Nikotins fehlt

6.3.1 Entzugssymptome und Ihr Umfeld

Entzugssymptome beim Rauchstopp sind für das Umfeld oft nicht so eindrucksvoll wie für einen selbst. Das hat Vor- und Nachteile: Einerseits werden Sie mit Kollegen und Freunden nicht darüber reden müssen, andererseits werden Sie vielleicht auch selten gefragt, wie es Ihnen damit geht. Oft setzen Nichtraucher voraus, dass mit dem Weglegen der Zigaretten alles »erledigt« ist, was ja nicht immer stimmen muss. Wenn Sie froh sind, nicht darüber reden zu müssen – wunderbar. Im anderen Fall gehen Sie am besten aktiv ins Gespräch, statt zu erwarten, dass Ihr Umfeld in Sie hineinsehen kann.

Entzugssymptome ansprechen

> **Ausrede: »Mein Umfeld nimmt keine Rücksicht auf mich.«**
> Unsere Meinung dazu: Reden Sie mit Ihren Mitmenschen darüber, wie es Ihnen geht. Sie werden bestimmt – wenn auch nicht bei allen – Unterstützung finden. Fordern Sie zumindest Akzeptanz für Ihre Situation ein.

Ihr Gehirn arbeitet

6.3.2 »Traumdeutung«

Manche Ex-Raucherinnen und -Raucher stellen fest, dass sie nachts vermehrt träumen – auch vom Zigarettenrauchen. Ein typischer Traum spielt sich so ab: Sie erhalten von irgendjemandem Zigaretten oder kaufen sich diese selbst und rauchen die gesamte Packung auf. Danach erwachen Sie schweißgebadet und mit schlechtem Gewissen, wie nach einem Alptraum. Es ist aber gar nichts passiert! Ihr Gehirn setzt sich auch im Schlaf mit dem Nichtrauchen auseinander. Wenn Sie viele Jahre geraucht haben, sind solche Träume durchaus normal. Keine Sorge, in der Regel geht das nach wenigen Tagen – in diesem Fall Nächten – vorüber. Lassen Sie, was das Rauchen betrifft, Ihre Träume nicht Wirklichkeit werden.

6.4   Zigaretten schon entsorgt?

Es wird Zeit!

Haben Sie Ihre Zigaretten schon weggeworfen? Viele Ex-Raucherinnen und -Raucher tun sich schwer damit und haben zur Sicherheit doch noch irgendwo einen Geheimvorrat angelegt. Falls Sie noch Zigaretten horten und schon einige rauchfreie Tage hinter sich haben, dann sollten Sie sich jetzt erneut damit auseinandersetzen. Sie brauchen diese Zigaretten nicht mehr! Damit geben wir aus gutem Grund keine Ruhe: Wenn Sie die Zigaretten behalten, dann machen Sie es sich unnötig schwer. (Wenn Sie absolut nicht wissen, was Sie mit Ihren Zigaretten machen sollen, dann können Sie uns Ihre Restbestände schicken. Wir bewahren Ihre Zigaretten gerne für Sie auf und schicken sie Ihnen auf Wunsch auch wieder zurück. Unsere Adresse: Nikotin Institut, Rechte Wienzeile 81/1, 1050 Wien, Österreich.)

Episode aus der Rauchfrei-Beratung
Beraterin: »Wie ist es Ihnen mit dem Rauchstopp ergangen?«
Raucher: »Den ersten Tag ist es mir gut gegangen. Eigentlich hatte ich keine Zigaretten mehr. Nach einem Streit habe ich in der Werkbank meiner Garage doch noch eine alte Packung gefunden.«
Beraterin: »Aber Sie sind standhaft geblieben?«
Raucher: »Nein, leider nicht. Die Zigaretten waren zwar vertrocknet, aber geraucht habe ich sie trotzdem.«
Beraterin: »Ist es Ihnen dann besser gegangen?«
Raucher: »Nein, zusätzlich zum Ärger über den Streit habe ich dann noch ein schlechtes Gewissen gehabt und einen Hass auf mich selbst, weil ich geraucht habe. Seither habe ich aber keine Zigarette mehr angefasst.«

Beraterin: »Super. Dann haben Sie fast alles richtig gemacht. Ausrutscher können vorkommen, wichtig ist aber, dass Sie an Ihrem Ziel festhalten und weiter an sich arbeiten.«

6.5   Belohnung

Sie haben sich die erste Belohnung verdient. Zögern Sie nicht. Sie sollten sich über Ihren erfolgreichen Rauchstopp freuen und stolz auf sich sein. Sie haben den ersten wichtigen Schritt geschafft.

Falls Sie Ihr ehemaliges Zigarettengeld zur Seite legen, hat sich vielleicht schon genug zur Finanzierung einer Zwischenbelohnung angesammelt. Ein großer Eisbecher (Achtung, das Gewichtskapitel folgt noch. Von dem einen (!) Eisbecher nehmen Sie nicht zu!) sollte auf jeden Fall herausspringen. Falls Sie das durch den Rauchstopp eingesparte Geld bislang noch nicht sammeln, wäre jetzt ein guter Zeitpunkt, damit anzufangen. Wir empfehlen ein durchsichtiges Sparschwein, das nicht leicht zu öffnen ist. So können Sie Ihren ökonomischen Erfolg beobachten und nehmen das Geld nicht zwischendurch unüberlegt für Kleinigkeiten heraus.

Die erste Belohnung

6.6   Die Umgebung beobachtet Sie

Aus Erfahrung wissen wir, dass Ex-Raucherinnen und -Raucher von durchschnittlich fünf unzufriedenen Raucherinnen und Rauchern beobachtet werden. Wie geht es Ihnen mit diesen Beobachtern in Ihrer Umgebung? Lassen Sie sich dadurch weder stressen noch unter Druck setzen. Eigentlich ist dieses Verhalten nämlich ein wenig unfair, finden Sie nicht? Aus der Beobachterrolle lässt es sich wesentlich leichter reden. Mitunter werden Sie Freunde, Kolleginnen oder Bekannte durch Ihr gutes Beispiel motivieren, selbst mit dem Rauchen aufzuhören oder zumindest einen Versuch zu unternehmen. Das ist natürlich großartig, aber sollte nicht Ihr vorrangiges Ziel sein. Konzentrieren Sie sich auf Ihr eigenes Vorhaben. Erfolgreiche Nichtraucher versuchen oft, andere zu überreden, selbst das Rauchen einzustellen. Geben Sie acht, dass Sie sich damit nicht unbeliebt machen. Vermutlich hätten Sie vor wenigen Jahren auch nichts davon hören wollen. Falls Sie sich Sorgen um Ihre Freunde machen, können Sie das gelegentlich (bitte nicht jede Woche, sonst erreichen Sie das Gegenteil!) ruhig, aber bestimmt ansprechen.

Konzentrieren Sie sich auf sich selbst

6.7   Lernen Sie, mit Rauchsituationen umzugehen

Vorsicht ist geboten

Setzen Sie sich Rauchsituationen schon bewusst aus, oder meiden Sie diese noch? Wenn Sie sich gut fühlen, dann können Sie durchaus ausprobieren, wie es Ihnen in der Umgebung von Rauchern geht. Vielleicht ist das für Sie kein Problem, und die Zigaretten rundum stören Sie nicht weiter. Trotzdem würden wir Ihnen empfehlen, besonders am Anfang vorsichtig zu sein. Im gemütlichen Beisammensein mit Raucherinnen und Rauchern – vor allem, wenn auch Alkohol im Spiel ist – passieren die meisten Rückfälle. Meiden Sie deshalb zu Beginn auch Alkohol, oder probieren Sie gezielt aus, was passiert, wenn Sie kleinere Mengen konsumieren. Sie sollten sich aber darauf einstellen, dass dadurch Rauchverlangen ausgelöst werden kann, und darauf vorbereitet sein, gegebenenfalls das Lokal zu verlassen. Wir empfehlen, diesen Versuch alleine zu unternehmen. Es ist nur begrenzt lustig, seine Freunde im Lokal sitzen lassen zu müssen. Vermutlich würden Sie in der Situation eher bleiben und leiden, anstatt zu gehen, und das sollte nach Möglichkeit nicht passieren.

6.8   Beim Zigarettenverkäufer

Ihr Tabakhändler, die Kioskbesitzerin oder Ihr Zigarettenverkäufer wird wohl zu den Ersten gehören, denen Ihr Nichtrauchen auffällt. Gehen Sie ihn/sie trotzdem besuchen, und kaufen Sie anstatt der Zigaretten irgendein anderes, tabakfreies Produkt aus dem Sortiment. Für ein Päckchen Zigaretten bekommen Sie zum Beispiel schon mehrere Zeitungen oder eine Zeitschrift. Wenn Sie die Zigaretten früher stangenweise gekauft haben, ist schon ein kleines Zeitschriftenabonnement drin. Falls Sie bei solchen Anlässen früher immer nett miteinander geplaudert haben, können Sie das natürlich auch weiterhin tun. Wer sich mit dem Anblick von Zigaretten noch schwertut oder das Gespräch mit dem Verkäufer oder der Verkäuferin noch meiden möchte, verschiebt den Besuch einfach noch um einige Wochen.

Dranbleiben

Den wichtigsten Schritt haben Sie bereits geschafft. Jetzt gilt es, dranzubleiben.

7.1   Der Gedanke an die Zigaretten

Umgang mit Rauchauslösern

Das Rauchverlangen wird bei Ihnen hoffentlich schon etwas abgeflaut sein. Vermutlich kommt dieses Bedürfnis nach einer Zigarette in immer selteneren Schüben oder nur mehr in ganz bestimmten Situationen. Jeder Ex-Raucher kennt die klassisch konditionierten Rauchauslöser, obwohl sie bei jedem unterschiedlich stark ausgeprägt sein können. Die Zigarette zum Telefonieren wäre ein Beispiel: Das Telefon läutet, die Zigarettenpackung liegt daneben, und Sie haben vielleicht 20 Jahre lang automatisch auch nach den Zigaretten gegriffen. Solche Muster haben sich über lange Zeit eingeprägt und können deshalb auch lange anhalten. Mit der Zeit jedoch verblassen diese Gewohnheiten. Haben Sie Geduld mit sich und Ihrem Gehirn. Versuchen Sie, ähnliche Muster in Ihrem Verhalten zu erkennen, und überlegen Sie sich Bewältigungsstrategien. Manchmal hilft es schon, die Tätigkeit, die man gerade ausübt, kurz zu unterbrechen.

Rauchverlangen nimmt ab

Wir haben Ihnen in diesem Buch schon oft versprochen, dass das Rauchverlangen abnehmen wird, wenn Sie nicht mehr rauchen (s. ◘ Abb. 7.1). Diese Entwicklung sollte mittlerweile eingetreten sein. Was wir leider nicht versprechen können, ist, dass Sie vergessen, wie eine Zigarette schmeckt. Somit kann es sein, dass Sie auch nach Jahren ab und zu in gewissen Situationen einen »Appetit« auf Zigaretten entwickeln. Das sind aber üblicherweise nur kurze Augenblicke. Andererseits geben etwa 50 Prozent unserer Ex-Raucher an, dass sie nach einer bestimmten Zeit überhaupt nicht mehr an Zigaretten gedacht hätten. Ein Messgerät, das die individuellen Angaben zum Rauchverlangen vergleichbar machen würde, gibt es leider noch nicht. Auch Schmerzintensitäten sind unseres Wissens nicht mess- und vergleichbar.

Achtung: Auch das Rauchen einzelner Zigaretten erinnert Ihr Gehirn sofort daran, wie Zigaretten schmecken, und »füttert« Ihr Rauchverlangen. Machen Sie es sich also nicht unnötig schwer.

Der Schweinebraten-Vergleich

Werden Sie ganz vergessen, wie es ist, zu rauchen? Vielleicht kann folgender Vergleich beim Verständnis helfen: Egal, ob Sie Schweinebraten mögen oder nicht, wenn Sie ihn einmal gekostet haben, dann wissen Sie, wie er schmeckt, und werden es nicht so schnell vergessen. Zumindest bei Menschen, die Schweinebraten mögen, wird hin und wieder Appetit darauf auftreten, vielleicht ausgelöst durch den Geruch, vielleicht sogar völlig ohne ersichtlichen Grund. Sogar das Lesen dieser Zeilen könnte Ihnen Appetit

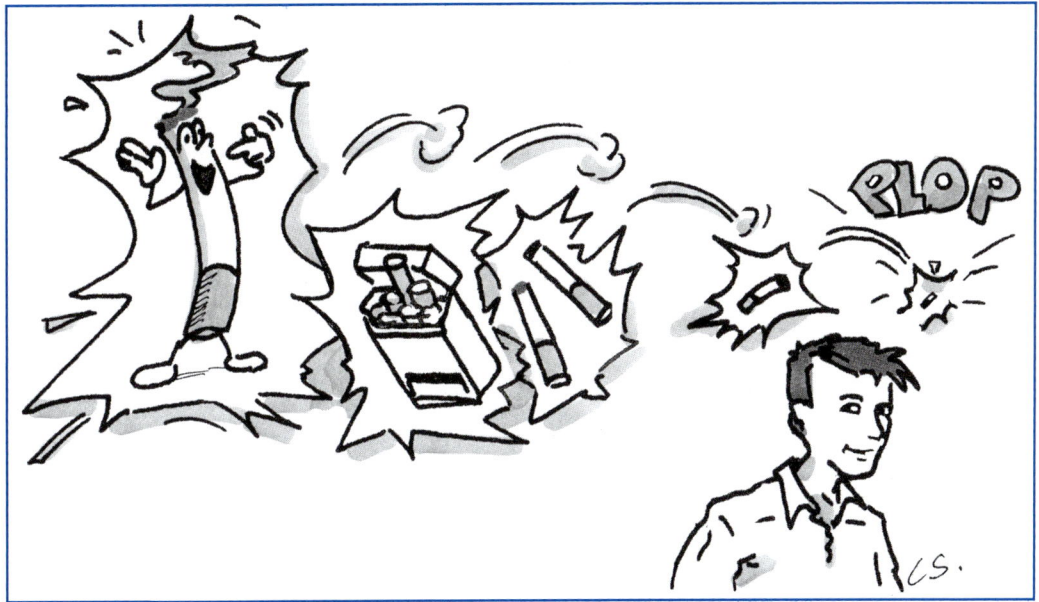

Abb. 7.1 Das Rauchverlangen nimmt ab

darauf machen. Wahrscheinlich haben Sie schon erkannt, warum wir diesen Ausflug in die österreichische Küche unternommen haben. Mit dem Rauchen verhält es sich ähnlich: Wenn Sie eine gewisse Zeit in Ihrem Leben geraucht haben, dann haben Sie den Geschmack und die Wirkung von Zigaretten gut kennengelernt. Der »Appetit« darauf wird mit der Zeit abnehmen, aber ab und zu einfallen werden Ihnen die Zigaretten vermutlich noch lange.

> **Ausrede: »Mein Onkel ist seit 20 Jahren Nichtraucher und denkt immer noch an Zigaretten – bei seiner letzten Zugreise zum Beispiel.«**
> Unsere Meinung dazu: Hat er Ihnen auch von drei Monaten erzählt, in denen er überhaupt nicht daran gedacht hat? Einzelne Situationen sollten aushaltbar sein. Sie haben vermutlich auch hin und wieder leichte Kopfschmerzen, die Sie nicht groß diskutieren.

7.2 Nikotinersatzprodukte

Falls Sie für Ihren Rauchstopp Nikotinersatzprodukte verwenden, sollten Sie diese nicht zu früh absetzen. Sie haben vermutlich viele Jahre oder gar Jahrzehnte geraucht. Jetzt an den Ersatzprodukten

Rauchverlangen lindern

zu sparen ist sicher der falsche Weg. Warum wollen Sie es sich schwerer machen als nötig? Richtig eingesetzt, können Nikotinersatzprodukte das Rauchverlangen deutlich lindern. Wenn das bei Ihnen auch der Fall ist, dann nutzen Sie dieses Hilfsmittel weiter. Verzichten Sie zu schnell darauf, kann es unter Umständen zu starkem Rauchverlangen kommen.

Die richtige Dosis

Gleiches gilt für die zu rasche Reduktion der Dosierung von Nikotinersatzprodukten. Versuchen Sie, mindestens in den ersten vier Wochen bei einer konstanten Dosis zu bleiben, und reduzieren Sie sie erst danach vorsichtig. Der durchschnittliche Verwender setzt die Produkte nach etwa zwei Wochen ab. Dies ist in den allermeisten Fällen viel zu früh. Sobald Sie beim Herabsetzen der Dosierung bemerken, dass Ihr Rauchverlangen deutlich ansteigt, sollten Sie die Dosis wieder etwas anheben. Auch eine langfristige Verwendung von Ersatzprodukten ist im Vergleich zum Zigarettenrauchen wohl um 99 Prozent »gesünder« (genau genommen ist fast alles »gesünder« als das Rauchen).

Ausrede: »Ich will nicht von Nikotinersatzprodukten abhängig werden.«
Unsere Antwort darauf: Wenn Sie lange Zeit geraucht haben, brauchen Sie sich wegen der Abhängigkeit von Nikotinersatzprodukten wohl keine Sorgen zu machen. Ihre Abhängigkeit von Nikotin hat sich schon vor langer Zeit und über viele Jahre hinweg entwickelt. Durch Ersatzprodukte wird es zu keiner Ausweitung Ihres »gewohnten« Nikotinkonsums kommen, eher zu einer deutlichen Reduktion. Auch die Langzeitverwender von Nikotinersatzprodukten reduzieren ihre Nikotindosis deutlich und sparen insgesamt Geld.

Ausrede: »Ich will endlich weg vom Nikotin und auch von den Ersatzmitteln.«
Unsere Meinung dazu: Haben Sie etwas Geduld. Beim Zigarettenrauchen kommt es schon nach wenigen Sekunden zu »Nikotinspitzen« im Gehirn. Die Nikotinersatztherapie ist dagegen die wesentlich gemütlichere Variante. Eher wie ein Fiat im Vergleich zu einem Ferrari. Dabei dauert es deutlich länger, unter Umständen 20 Minuten und mehr, bis das Nikotin wirkt. Das ist ein Schritt in die richtige Richtung, denn Sie lernen so, ohne den schnellen Nikotinkick auszukommen. Wesentlich ist vorerst, dass Sie keine Zigaretten mehr rauchen und lernen, Ihren Alltag ohne diese zu bewältigen.

7.3   Lenken Sie sich ab

Jeder Mensch hat andere Strategien, sich abzulenken. Wir listen im Folgenden eine Reihe von Vorschlägen auf. Probieren Sie sie aus, vielleicht ist etwas für Sie Geeignetes dabei. All diese Methoden können, nebenbei bemerkt, auch bei anderen Stress- oder Reizzuständen helfen. Auch bei sonstigen Schwierigkeiten wirkt eine kurzfristige Ablenkung oft Wunder.

Natürlich lassen sich nicht alle Strategien in jeder Situation einsetzen. Ganz bekannt ist zum Beispiel der Ratschlag »Gehen Sie kurz aus dem Raum«. Wer hätte den gegenüber seinen Vorgesetzten nicht schon gerne einmal angewandt? Andererseits beschreiben Ex-Raucher, dass es ihnen hilft, wenn sie bestimmten rauchauslösenden Situationen den Rücken kehren. Für Liebhaber von Fauna und Flora ist der Tipp »Gehen Sie in den Wald, und riechen Sie an einer Blume« vielleicht auch geeignet. Wir kennen zwar bisher keine Ex-Raucher, die ihn wirklich genau so befolgt hätten, da wir diesen Spruch aber in etlichen Nichtraucherbroschüren gefunden haben, wollen wir ihn Ihnen nicht vorenthalten. Vielleicht hält ja schon die Suche nach dem Blümchen im Wald Sie vom Rauchen ab. Spaß beiseite: Ablenkende Aktivitäten an der frischen Luft können wirklich helfen. Wie Sie diese gestalten wollen, bleibt Ihnen überlassen. Natürlich ist auch das kein Mittel für jede Situation bzw. für jeden Tag.

Ablenkung gesucht

Das Blümchen im Wald

7.3.1   Tipps zur Stressbewältigung

Gerade ehemaligen Stressraucherinnen und -rauchern können Tipps zur Stressbewältigung helfen:

- **Stressoren reduzieren:** Finden Sie heraus, was oder wer Sie stresst. Manche Stressoren lassen sich vielleicht gänzlich vermeiden oder durch gute Planung reduzieren. Ein Stressfaktor kann etwa verspätetes Aufstehen am Morgen sein. Nehmen Sie sich einige Minuten mehr Zeit, und gehen Sie in aller Ruhe aus dem Haus. Manchmal hilft auch eine entsprechende Vorbereitung am Vorabend. Für Autofahrer: Wer 10 Minuten früher wegfährt, kann dem Stau gelassener entgegensehen.
- **Ordnung hilft:** Suchen Sie häufig nach Ihrem Schlüssel oder anderen wichtigen Utensilien (die Zigaretten gehören jetzt nicht mehr dazu!)? Ein Tipp, den wir zwar selbst noch nicht befolgt haben, der aber helfen könnte, ist, der ständigen Unordnung gewisse Schranken zu setzen. Was die Schlüsselsu-

che betrifft, könnte zum Beispiel die Einrichtung eines fixen Schlüsselplatzes hilfreich sein.

‒ **Ausgleich schaffen:** Schaffen Sie sich zu Beruf und Arbeit einen entsprechenden Ausgleich. Wie auch immer Sie diesen gestalten möchten, planen Sie ausreichend Zeit für sich selbst ein. Manchmal kann auch ein Ausgleich zum Familientrubel nicht schaden, auch wenn dies kaum jemand offen auszusprechen wagt.

‒ **Hobbys können auch stressen:** Bedenken Sie, dass auch außerberufliche Verpflichtungen oder Hobbys, denen Sie sehr gerne nachgehen, mitunter stressig sein können – vor allem dann, wenn diese zusätzlichen Aktivitäten überhandnehmen.

‒ **Ausreichend schlafen:** Einer der wichtigsten Faktoren der Stresstoleranz ist ausreichender Schlaf. Sie halten deutlich mehr aus, wenn Sie ausgeruht sind. Außerdem haben die meisten Ex-Raucherinnen und -Raucher im Schlaf kein Rauchverlangen. Sie verkürzen somit die Zeit, die Sie durchhalten müssen.

‒ **Augenblicke genießen:** Enjoy the magic moments – genießen Sie angenehme Augenblicke, Situationen oder Stunden, bevor sie vorüber sind. Grübeln Sie in dieser Zeit nicht über Unangenehmes nach. Gut gelaunt und entspannt empfinden Sie Schwierigkeiten gar nicht mehr als so groß.

7.3.2 Tipps für verstimmte Raucherinnen und Raucher

Falls Sie mit Verstimmung auf den Rauchstopp reagieren, haben wir einige Tipps zusammengetragen, wie Sie sich aufmuntern können:

‒ **Lachen hilft:** Lachen ist gesund und macht zufriedener. Probieren Sie aus, was passiert, wenn Sie mit einem Lächeln durch den Tag gehen. Sie werden überrascht sein, wie viel positives Feedback Sie erhalten werden. Lächeln Sie sich auch ruhig selbst im Spiegel zu.

‒ **Positiv denken:** Wie Sie wissen, kann ein Glas immer halb voll oder halb leer sein. Es kommt auf die Art der Betrachtung an. Lernen Sie, positiv zu denken. Versuchen Sie die positiven Seiten an Dingen und Sachverhalten zu erkennen. Bezogen auf Ihre Rauchfreiheit heißt das: Freuen Sie sich über die erreichten Ziele, und denken Sie nicht darüber nach, was an schwierigen Situationen möglicherweise noch auf Sie wartet.

- **Aus Rückschlägen lernen:** Lassen Sie sich von Rückschlägen nicht demotivieren. Versuchen Sie, daraus zu lernen. Beim nächsten Mal wird es Ihnen besser gelingen. Rückschläge sind immer auch Chancen, die Sie nutzen sollten. Arbeiten Sie weiter an sich und Ihrer Nichtraucherkarriere.
- **Sachverhalte akzeptieren:** Akzeptieren Sie, was Sie nicht ändern können, und konzentrieren Sie sich auf das, was veränderbar sind. Jammern und Wehklagen hilft meistens nicht weiter und bringt auch wenig positiven Output. Wer jammert, verliert wertvolle Zeit für Sinnvolles. Denken Sie dabei auch an Ihre Mitmenschen. Niemand hört gerne ständiges Gejammere.
- **An Erfolgen festhalten:** Lassen Sie sich Ihr Nichtrauchen nicht von anderen schlechtreden. Konzentrieren Sie sich auf sich selbst und Ihren Erfolg.
- **Reden hilft:** Reden Sie über Ihre Probleme. Auch wenn sich manche Leserin oder mancher Leser jetzt verkrampft, so ist dieser Tipp nicht unbegründet. Vielleicht erhalten Sie wertvolles Feedback. Denken Sie darüber nach, vielleicht ist es einen Versuch wert. Die Grenze zum Jammern sollten Sie, wie oben erwähnt, nach Möglichkeit nicht überschreiten.

Ausrede: »Bei schlechter Stimmung greife ich zur Zigarette.«

Zum Nachdenken: Raucherinnen und Raucher rauchen vielleicht bei schlechter Stimmung *mehr*, aber sie rauchen nicht primär *wegen* der schlechten Stimmung. Schlechte Laune macht Sie genauso wenig zum Raucher, wie Sie gute Laune automatisch zum Nichtraucher werden lässt. Als Nichtraucher werden Sie schnell andere Kompensationsmöglichkeiten finden. Allerdings raten wir bei Nahrungsmitteln und anderen Genussmitteln zur Vorsicht.

7.4   Sport

Falls Sie gerne Sport treiben oder sich einfach gerne bewegen, wäre Ihr Rauchstopp eine gute Gelegenheit, solche Aktivitäten zu intensivieren. Wichtig: Suchen Sie sich sportliche Aktivitäten aus, die Sie wirklich gerne machen, und übertreiben Sie es nicht, speziell am Anfang. Wie wäre es mit Radfahren? Oder gehen Sie eine Runde schwimmen. Ein gutes Zeit-Nutzen-Verhältnis hat auch (gemütliches) Joggen.

Sportliche Aktivität intensivieren

Sollten Sie sich in den letzten Jahren oder gar Jahrzehnten wenig bewegt haben, müssen Sie jetzt natürlich nicht damit

Kleine Schritte

beginnen. Andererseits: Schaden würde es Ihnen bestimmt nicht. Für den Anfang würde schon schnelleres Gehen ausreichen. Erkunden Sie Ihre Umgebung, und genießen Sie die Natur. Falls Sie in der Stadt wohnen: Auch bei einem Stadtspaziergang können Sie viel Neues entdecken. Wenn Sie bisher alle Wege mit Ihrem Auto oder mit öffentlichen Verkehrsmitteln zurücklegen: Reizt es Sie nicht, einmal auszuprobieren, was Sie zu Fuß oder mit dem Rad erledigen können? Versuchen Sie, bewusst mehr Bewegung in den Alltag einzubauen. Wo es einen Lift gibt, sind auch Treppen. Speziell männlichen Lesern, die oft zu ehrgeizig sind, sei angeraten, es langsam anzugehen. Das Ziel ist ein langfristiges; es geht nicht darum, in einer Woche alles zu erreichen. Ein schwerer Muskelkater frisst schnell jede Motivation auf. Tröstlich ist, dass der Körper sich meist rasch – das hängt natürlich ein bisschen vom Alter ab – auf neue Herausforderungen einstellt.

7.5   Fällt es Ihnen schwer, angebotene Zigaretten abzulehnen?

Vermutlich haben Sie schon viele Rauchsituationen als Nichtraucher gemeistert, auch wenn es Ihnen nicht immer leichtgefallen ist. Besonders heikel kann es allerdings sein, wenn Sie eine Zigarette angeboten bekommen. Ist Ihnen diese Situation bekannt? Wedelt Ihr Arbeitskollege immer wieder mit seiner Zigarettenpackung vor Ihrer Nase herum?

Klare Ansagen ersparen Diskussionen

Am einfachsten ist es, wenn Sie bei Treffen mit rauchenden Freunden oder Kollegen von Beginn an klarstellen, dass Sie nicht mehr rauchen. Sie kommen dann gar nicht in die Situation, sich entschuldigen oder rechtfertigen zu müssen, wenn Sie eine angebotene Zigarette ablehnen. Es ist ja nicht unhöflich, nicht mitbzw. nicht mehr zu rauchen. Antworten Sie auf Zigarettenangebote immer freundlich, aber bestimmt mit: »Danke, ich rauche nicht.« Alles andere kann zu unnötigen Diskussionen führen, die Ihnen bestimmt irgendwann lästig werden.

> **Ausrede: »Bei angebotenen Zigaretten rauche ich aus Höflichkeit mit.«**
> Unsere Meinung dazu: Würden Sie alle Nichtraucher als unhöflich bezeichnen, weil sie nicht mit Ihnen rauchen? Lehnen Sie die Zigarette höflich, aber bestimmt ab, und lassen Sie sich nicht auf Diskussionen ein. Sie sind niemandem Rechenschaft schuldig, warum Sie nicht rauchen.

Episode aus der Rauchfrei-Beratung

Raucher: »Komm, sei nicht so langweilig, rauch eine Zigarette mit.«

Ex-Raucher: »Ich weiß nicht … Ich habe eigentlich aufgehört.«

Raucher: »*Eine* Zigarette ist ja kein Problem.«

Ex-Raucher: »Naja, vielleicht später.«

Autorenteam: Wir gratulieren dem Ex-Raucher. Bei der nächsten Zigarette, die sein Bekannter raucht, wird er die gleiche Diskussion wieder führen. Das hätte er sich mit einer entschlossenen Antwort ersparen können.

7.6   Riechen Sie Zigarettenrauch noch gerne?

Manche Raucher sagen, dass sie sich nach dem Rauchstopp gerne in verrauchten Lokalen aufhalten oder ihren rauchenden Tischnachbarn gerne »nahekommen«. Eine Teilnehmerin an unseren Programmen hat sogar einen rauchenden Passanten durch eine Einkaufsstraße verfolgt, nur um den (ausgeatmeten) Zigarettenrauch inhalieren zu können. Riechen Sie den Zigarettenrauch auch noch gerne? Wenn ja: Auch das geht vorüber. Stellen Sie sich vor, dass der Rauch vorher die Lungen Ihres Gegenübers passiert hat – das hilft vielleicht. Die Lunge ist zwar ein guter Filter und der Rauch, den Sie so inhalieren, sicher schadstoffärmer, aber angenehm ist die Vorstellung wohl trotzdem nicht. Verrauchte Räumlichkeiten sollten Sie lieber meiden, um sich nicht unnötig in Rauchsituationen zu bringen.

7.7   Ein rauchfreies Zuhause?

Vorweg: Optimal für einen dauerhaften Erfolg wäre, wenn in Ihrem Haushalt niemand mehr rauchen würde. Dies lässt sich natürlich nicht immer in die Tat umsetzen. Wenn andere Familienmitglieder rauchen, sind diese nicht immer bereit, selbst das Rauchen einzustellen. Ein bisschen Toleranz und Rücksicht können Sie aber trotzdem einfordern. Vielleicht können Sie Ihre Familie davon überzeugen, nicht vor Ihnen zu rauchen und die Zigaretten wegzuräumen. Überlegen Sie gemeinsam, ob ein rauchfreies Zuhause nicht auch für Ihre rauchenden Angehörigen eine Option darstellt. Wenn nicht, dann versuchen Sie, gemeinsam einen Raum zu bestimmen, in dem geraucht werden kann. Dies sollte nach Möglichkeit ein Nebenraum sein und nicht das Wohn- oder Esszimmer, wo Sie sich ständig aufhalten. Oft sind die Angehörigen nachträglich froh über eine solche Regelung, weil sie feststellen, dass sie selbst so auch weniger rauchen.

Gemeinsam nicht rauchen

Waren Sie die letzte Raucherin bzw. der letzte Raucher in der Familie? Vermutlich werden sich alle Familienangehörigen mit Ihnen gefreut haben. Lassen Sie sich ruhig für Ihre Leistung loben und belohnen. Vermutlich haben Sie lange genug gehört, dass es Zeit wäre, mit dem Rauchen aufzuhören. Wir wissen, dass nach einigen Wochen die Anteilnahme der Umgebung an einem Rauchstopp zurückgeht. Weisen Sie Ihre Angehörigen bewusst darauf hin, dass Sie nach wie vor ihre Unterstützung brauchen.

7

Rückfall

Ist es passiert? Haben Sie wieder zur Zigarette gegriffen? Nicht ohne Grund haben wir extra ein Kapitel dazu geschrieben. Kleine Rückschläge sind normal. Wichtig ist, wie Sie damit umgehen (◻ Abb. 8.1). Verlieren Sie Ihr Ziel nicht aus den Augen. Auch Umwege führen letztlich zum Ziel. Sie geben doch auch bei anderen Aktivitäten nicht so schnell auf.

8.1   Rückfall – was ist das?

Stehen Sie wieder auf!

Die Frage ist, was Sie als Rückfall bewerten bzw. ab wann man von einem Rückfall spricht. Viele sehen es schon als Rückfall an, wenn sie die erste Zigarette geraucht haben. Speziell das Umfeld ist hier meist wenig hilfreich. Fragen wie »Du rauchst jetzt wieder?« oder andere negative Statements sind wenig motivierend. Es ist noch nichts verloren, wenn Sie eine Zigarette geraucht haben. Wir würden dies eher als Rück*schlag* bezeichnen und nicht unbedingt als Rückfall. Erst wenn Sie wieder genauso viel rauchen wie vor Ihrem Rauchstoppversuch, würden wir das als Rückfall titulieren. Der Weg zum Erfolg ist noch nicht verbaut – das ist er, fachlich gesehen, eigentlich nie. Es gibt auch Raucherinnen und Raucher, die mit ihrem zehnten Rauchstopp erfolgreich sind. Sie können Ihr Rauchen mit der entsprechenden Anstrengung immer beenden. Studien zeigen, dass bei ernsthaften Mehrfachversuchen die langfristigen Erfolgschancen sogar steigen.

Schluss mit Hintertürchen

Seien Sie ehrlich zu sich selbst. Manche Raucher empfinden nach dem Rückfall sogar eine gewisse Erleichterung, wieder rauchen zu können. Schließlich hat man ja »alles versucht, und es geht einfach nicht«. Damit sind die Raucher aus dem Schneider und kommunizieren dies auch allen Verwandten und Bekannten. Bei genauerer Betrachtung haben sich viele Raucher bewusst oder unbewusst schon vorher diesen Fluchtweg offen gelassen. Derartige Ausflüchte verbauen mitunter den Weg zum Erfolg. Schließen Sie sämtliche Hintertürchen und Fluchtwege, bevor Sie Ihren nächsten Versuch starten. Wenn Sie die Rauchfreiheit wollen, dann schaffen Sie es auch.

Episode aus der Rauchfrei-Beratung

Beraterin: »Wie ist es Ihnen letzte Woche ergangen?«

(Ex-)Raucher: »Ich bin stinksauer auf mich, weil ich seit vorgestern wieder rauche. Allerdings schmecken die Zigaretten.«

Beraterin: »Planen Sie einen neuen Versuch. Sie haben ja bewiesen, dass Sie mit dem Rauchen aufhören können.«

(Ex-)Raucher: »Das haben wir ja gesehen, dass es auf Dauer nicht geht. Ich bin zu schwach.«

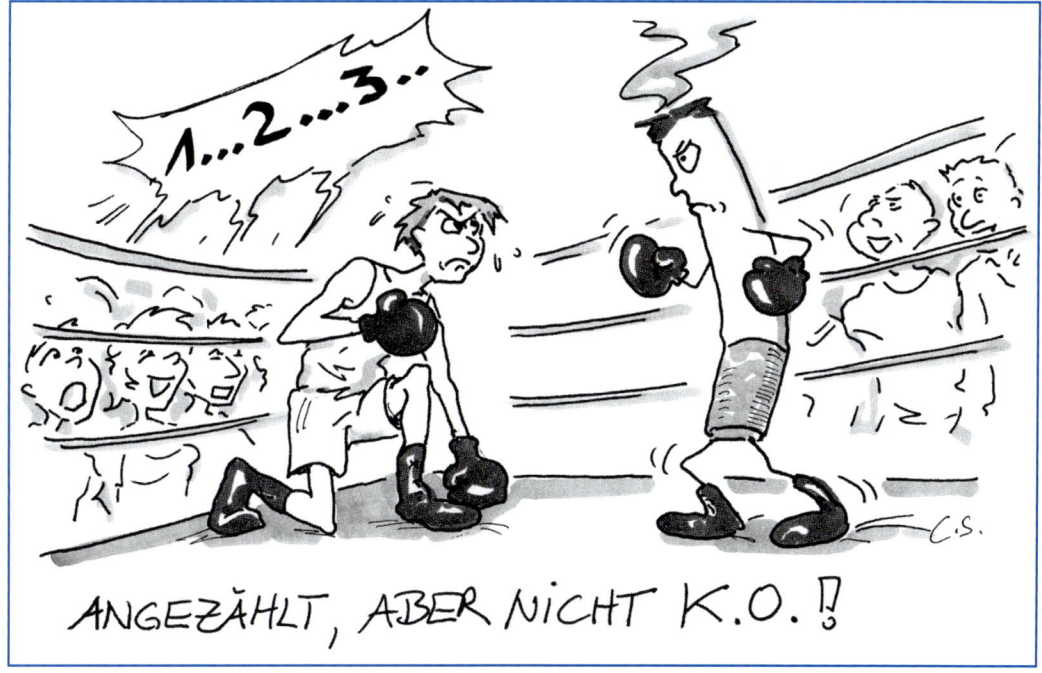

○ **Abb. 8.1**   Kleine Rückschläge sind kein Grund, aufzugeben

Beraterin: »Sind Sie nur sauer auf sich oder in gewissem Sinne erleichtert, wieder rauchen zu können?«

(Ex-)Raucher: »Naja, vielleicht schon ein bisschen.«

Beraterin: »Denken Sie darüber nach. Diese unbewussten oder bewussten ‚Hintertüren' sind für den Rauchstopp nicht förderlich.«

> **Ausrede: »Ich habe alles probiert, aber es geht einfach nicht.«**
> Zum Nachdenken: Das ist wohl gemeinsam mit der Gewichtszunahme die beliebteste unter allen Ausreden. Gott sei Dank haben auch Sie eine Ausrede gefunden, um weiterzurauchen. Aber: Wer wirklich will, kann auch aufhören! Natürlich gibt es Menschen, die sich mehr anstrengen müssen als andere. Reißen Sie sich zusammen, bleiben Sie konsequent, und seien Sie ehrlich zu sich selbst. Sie schaffen es! Wir glauben an Sie!

8.2   Erhalten Sie Ihre Motivation

Sehen Sie die Sache positiv, auch wenn Sie kleinere Rückschläge oder gar einen Rückfall erlebt haben. Immerhin unternehmen Sie etwas und sitzen nicht tatenlos herum. Alle negativen Emotionen

Motivation versetzt Berge

blockieren nur Ihren Erfolg. Ärgern Sie sich nicht über sich selbst, das bringt Sie nicht weiter. Generell gilt, dass sich Menschen zu viel ärgern und mit sich hadern. Ärger verursacht unnötigen Stress und macht die Dinge nicht leichter. Auch ein schlechtes Gewissen hilft nicht bei der Erlangung der Rauchfreiheit, sondern drückt nur Ihre Stimmung. Viel schuldiger sollten sich alle fühlen, die einen Rauchstopp gar nicht erst versuchen. Wichtig ist, dass Sie sich nicht aus dem Konzept bringen lassen und Ihr Ziel weiterverfolgen. Lassen Sie sich durch einen Rückschlag nicht entmutigen, auch wenn das natürlich eine gewisse Anstrengung erfordert. Vergegenwärtigen Sie sich nochmals all die Gründe, warum Sie zu rauchen aufhören wollen. Ihre Gesundheit ist Ihnen doch sicher wichtig. Außerdem haben Sie in der rauchfreien Zeit bestimmt bemerkt, dass Sie eine Menge Geld sparen können. Stellen Sie gegenüber, was für und was gegen das Rauchen spricht. Sie werden feststellen, dass die Vorteile des Nichtrauchens überwiegen. Falls Sie zu einem anderen Ergebnis kommen, blättern Sie ► Kap. 2 noch einmal durch (sollten für Sie auch dann noch die »Vorzüge« des Rauchens überwiegen, dann schreiben Sie uns: buch@nikotininstitut.at). Planen Sie Ihren Rauchstopp neu. Rauchfreiheit ist doch ein lohnenswertes Ziel!

8.3   Eine einzelne Zigarette geraucht

Eine ist keine – oder?

Gleich vorweg: Wenn Sie nach der einen Zigarette nicht gleich die zweite geraucht haben, dann haben Sie den besten Ausweg aus der Situation gefunden. Wie ist es Ihnen beim Rauchen dieser Zigarette ergangen? Wenn Sie länger nicht geraucht haben, dann kann die erste Zigarette ein unangenehmes Schwindelgefühl auslösen. War es bei Ihnen auch so? Wirklich geschmeckt haben wird sie Ihnen vermutlich nicht – zumindest beschreiben viele Ex-Raucherinnen und -Raucher uns dieses Erlebnis als wenig angenehm. Der Grund dafür ist, dass Ihr Gehirn bereits relativ nikotinfrei war und somit entsprechend empfindlich auf diese Substanz reagiert. Ihr Gehirn ist eine derartige Nikotindosis nicht mehr gewohnt. Erfahrungsgemäß lernt es aber sehr schnell wieder damit umzugehen. Deshalb kann es sein, dass Sie nach einer einzelnen gerauchten Zigarette schon wieder deutlich stärkeres Rauchverlangen verspüren.

Erfahrung hilft

Sie haben also eine Zigarette geraucht? Aus welchem Grund, in welcher Stimmung, in welcher Situation und in welcher Gesellschaft ist dies passiert? Wenn Sie den oder die Auslöser erkennen, dann haben Sie vielleicht die Möglichkeit, diese in Zukunft bewusst zu vermeiden. Überlegen Sie, wie Sie beim nächsten Mal besser damit umgehen können. Sie sind jetzt einmal hingefallen – stehen Sie wieder auf, und gehen Sie weiter.

Lesen Sie Abschnitte dieses Buches, die Ihnen besonders zugesagt oder die Sie besonders motiviert haben, nochmals. Vielleicht können Sie auch mit verständnisvollen Freunden oder Kollegen über Ihren Ausrutscher sprechen.

Wenn Sie schon eine einzelne Zigarette rauchen mussten oder müssen, dann versuchen Sie mit aller Kraft, das Rauchen einer *weiteren* Zigarette zu verhindern. Betrachten Sie Ihren Rückschlag mit einer gewissen Distanz: Nehmen Sie ihn nicht zu schwer, aber auch nicht auf die leichte Schulter. Öfter vorkommen sollten solche Ausrutscher nicht, da sie Ihr Gesamtprojekt gefährden können. Lernen Sie daraus, was Sie beim nächsten Mal anders machen können, um weiter rauchfrei zu bleiben.

Ausrutscher

Episode aus der Rauchfrei-Beratung

Berater: »Wie ist es Ihnen letzte Woche mit dem Nichtrauchen ergangen?«

Ex-Raucherin: »Sechs Tage ist es mir gut gegangen, aber am Samstag habe ich im Kaffeehaus eine Zigarette geraucht.«

Berater: »Wie ist es dazu gekommen?«

Ex-Raucherin: »Ich habe mit meiner Freundin mitgeraucht und mich danach fürchterlich geärgert. Seither habe ich keine Zigarette mehr angefasst.«

Berater: »Gut, dass Sie das Rauchen gleich wieder abgebrochen haben. Das ist ganz wichtig für Ihren dauerhaften Erfolg.«

8.4   Einen Tag lang geraucht

Sie haben einen Tag durchgeraucht? Wie konnte das passieren? Warum haben Sie nach der ersten Zigarette, die vielleicht gar nicht geschmeckt hat, weitergeraucht? Analysieren Sie die Rauchsituation. War es vielleicht ein besonderes Ereignis oder ein spezieller Tag, bei bzw. an dem Sie wieder geraucht haben? Wenn es bei Ihrem Polterabend oder Ihrer Hochzeit war, sind Sie entschuldigt. (Hoffentlich haben Sie eine Nichtraucherin oder einen Nichtraucher geheiratet – das könnte helfen.) Mit diesen Ereignissen werden Sie vermutlich nicht so schnell wieder konfrontiert sein. Wichtig ist, dass Sie am nächsten Tag Ihr Nichtrauchprojekt fortsetzen. Wenn Sie jedoch an einem »normalen« Tag wieder geraucht haben, ist das schon eine andere Angelegenheit. »Normale« Tage sind relativ häufig, deshalb sollten Sie sich überlegen, wie

Ein »normaler« Tag?

Sie diese rauchfrei bewältigen können. Vergessen Sie nicht: Es ist noch kein Meister vom Himmel gefallen. Haben Sie Geduld mit sich, aber bleiben Sie konsequent. Sie wollen nicht mehr rauchen und befinden sich auf der Zielgeraden. Lassen Sie sich nicht entmutigen!

8.5   Ab und zu kleine Mengen rauchen?

Keine »richtigen« Raucher

Viele Raucherinnen und Raucher haben im Hinterkopf den Gedanken, dass es doch ganz gemütlich wäre, wenn man ab und zu bei gewissen Gelegenheiten ein paar Zigaretten rauchen könnte. Und jeder Raucher kennt in seiner Umgebung mindestens eine Person, die es so handhabt. Lassen Sie sich nicht in die Irre führen. In den allermeisten Fällen handelt es sich um Menschen, die nie stark geraucht haben. Unserer Meinung nach sind sie gar keine »richtigen« Raucher. Fragen Sie nach: Wir wetten, dass diese Menschen tagelang auf Zigaretten verzichten können, ohne sich anzustrengen. Unsere Messungen haben auch ergeben, dass diese Raucher in den allermeisten Fällen nicht »ordentlich« inhalieren. Für die Gesundheit ist das zwar günstig, mit »richtigem« Rauchen hat dies aber wenig zu tun.

Vorsicht, Falle!

Sie sollten den Versuch, wieder kleine Mengen zu rauchen, lieber bleiben lassen. Für die meisten »richtigen« Raucherinnen und Raucher ist dies ein schwieriges Unterfangen. Da sie ihr Gehirn immer wieder daran erinnern, wie Zigaretten schmecken, und ihr Rauchverlangen somit »füttern«, endet dieser Versuch sehr oft mit erneutem regelmäßigem Konsum. Vergessen Sie nicht, dass der Schritt von keiner Zigarette zur ersten Zigarette ein wesentlich größerer ist als der von der ersten zur zweiten, dritten oder vierten Zigarette. Und das wollen Sie doch nicht mehr, oder? Wenn Sie bereits mehrere Tage erfolgreich auf Zigaretten verzichtet haben, dann können Sie auch diese wenigen Zigaretten weglassen.

> **Ausrede: »Herr X raucht tagelang nicht, dann eine ganze Packung und dann wieder wochenlang nicht – das möchte ich auch können!«**
>
> Zum Nachdenken: Sie starten vermutlich aus einer ganz anderen Position. Herr X ist eigentlich nicht als »richtiger« Raucher zu bezeichnen. Wenn Sie jahrelang täglich geraucht haben, dann sind Sie ein ganz anderer Rauchertyp und können Ihr Konsummuster nicht mit dem von Herrn X vergleichen. Gefährden Sie Ihren Erfolg nicht durch solche Experimente, auch wenn es sich verlockend anhört.

8.6   Sie haben wieder zu rauchen begonnen?

Sie haben eine Woche durchgeraucht? Schnell ist man wieder bei seiner alten Routine. Sie haben es aber schon einmal geschafft, diese zu durchbrechen. Sie schaffen es auch wieder. Immerhin lesen Sie dieses Kapitel und sind somit eindeutig weiterhin am Aufhören interessiert. Das ist ein gutes Zeichen. Analysieren Sie, warum Sie wieder begonnen haben und nicht nach einer Zigarette oder einem Päckchen die Notbremse gezogen haben. Was ist vorgefallen? Sind diese Situationen vermeidbar? Waren Zigaretten griffbereit? Wagen Sie einen neuen Start. Es geht nur um Sie. Der Versuch zählt, nicht der Nichtversuch. Sie können bei diesem Vorhaben nur gewinnen. Vielleicht haben Sie an Ihren rauchfreien Tagen bereits die positiven Effekte des Nichtrauchens auch körperlich wahrgenommen? Diese werden immer deutlicher, je länger Sie nicht rauchen.

Steigen Sie bei ▶ Kap. 4 oder auch früher wieder ein, und lesen Sie die Abschnitte erneut. Bereiten Sie sich nochmals auf einen Rauchstopp vor. Lernen Sie aus den Erfahrungen des letzten Versuchs: Überlegen Sie sich Strategien, um in Zukunft mit den Situationen umzugehen, in denen Sie jetzt wieder zur Zigarette gegriffen haben. Vielleicht kann Sie auch jemand unterstützen, damit Sie den Zigaretten beim nächsten Rauchstoppversuch besser widerstehen können.

Wir würden empfehlen, bis zum nächsten Aufhörversuch nicht zu viel Zeit verstreichen zu lassen. Die Motivation kann starken Schwankungen unterliegen. Nutzen Sie die Gelegenheit, wenn Sie das Gefühl haben, jetzt kann es gehen.

Analyse der Rauchauslöser

Erneut aufhören

Motivation

8.7   Fragen Sie andere Ex-Raucherinnen und -Raucher

Tauschen Sie sich mit anderen Ex-Rauchern aus. Nach unseren Daten brauchen viele Raucher und Raucherinnen mehrere Versuche, um abstinent zu werden und zu bleiben. Fragen Sie genau und beharrlich nach. Am liebsten berichten Ex-Raucher natürlich von ihrem erfolgreichen Versuch. Wenn Sie genau nachfragen, dann werden Sie feststellen, dass Ihre Kollegen oder Freunde bereits zwei bis drei Jahre vor dem Rauchstopp unzufrieden waren und auch mehr oder weniger ernsthafte Überlegungen angestellt haben, das Rauchen aufzugeben. Unter Umständen haben sie in dieser Zeit sogar einige nicht so erfolgreiche Vorversuche unternommen. Manchmal wird das allerdings gerne verdrängt: Am

Erfahrungen austauschen

Stammtisch bewährt sich eher die Geschichte, dass es »klick« gemacht hat und daraufhin das Rauchen eingestellt wurde. Dass der Weg in Wirklichkeit ein bisschen länger und steiniger war, kommt nur halb so gut an. Mit etwas Glück und gut gestellten Fragen Ihrerseits erfahren Sie vielleicht die vollständige Story. Nutzen Sie solche Erfahrungen, damit Ihre Rauchfreiheit von Dauer ist.

Ausrede: »Ich rauche ohnehin passiv mit.«
Tatsache ist: Die Nichtraucherinnen und Nichtraucher mögen uns verzeihen, aber das Gesundheitsrisiko, das durch regelmäßiges Aktivrauchen entsteht, übersteigt das des Passivrauchens um das 100- bis 1000-fache. Natürlich wollen wir das Passivrauchen nicht verharmlosen. Viele Betroffene, speziell beruflich exponierte Gastronomiebeschäftigte, können es sich nicht aussuchen, und das ist ein überaus unerfreulicher Zustand. Zwischen Rauchern zu sitzen ist aber auch für frischgebackene Ex-Raucher aus unterschiedlichen Gründen eine besondere Herausforderung.

Ausrede: »Jetzt habe ich wieder begonnen, da kann ich gleich weiterrauchen.«
Unsere Antwort darauf: Jeder fällt ab und zu hin, aber die allermeisten stehen wieder auf. Ausrutscher können passieren, aber es kommt darauf an, wie Sie damit umgehen. Es zahlt sich immer aus, mit dem Rauchen aufzuhören, egal wie lange und wie viel Sie geraucht haben.

Ausrede: »Eine Zigarette pro Tag kann ich ja rauchen.«
Unsere Meinung dazu: Sie erinnern sich mit jeder Zigarette daran, wie das Rauchen ist. Dadurch machen Sie es sich nur schwerer. Sie kommen mit dieser einen Zigarette dem Rauchen wieder viel näher, haben vermutlich auch Zigaretten parat und somit viele Gelegenheiten, auch mehr zu rauchen. Somit erfordert das Rauchen *einer* Zigarette vielleicht größere Kontrolle und Selbstbeherrschung als das Ganzaufhören. Finden Sie einen Abschluss für Ihre Raucherkarriere, und verabschieden Sie sich von Ihren Zigaretten. Glauben Sie uns: Diese eine Zigarette brauchen Sie auch nicht.

Ausrede: »Ich habe drei Tage/zwei Wochen nicht geraucht, aber mehr schaffe ich einfach nicht.«

Unsere Meinung dazu: Üblicherweise wird es leichter, je länger Sie durchhalten. Wenn Sie schon mehrere Tage ohne zu rauchen bewältigt haben, dann haben Sie bewiesen, dass Sie es können! Es gibt Raucherinnen und Raucher, die die letzten 40 Jahre ohne Unterbrechung durchgeraucht haben. Zu dieser Gruppe gehören Sie nicht (mehr). Kopf hoch, Sie schaffen das.

Reduktion als Ziel

Unsere Umfragen haben ergeben, dass auf einen aufhörwilligen Raucher etwa zwei kommen, die ihren Zigarettenkonsum reduzieren wollen. Gehören Sie vielleicht auch zu der Gruppe, die »nur« reduzieren möchte, oder sind Sie sich noch nicht sicher, wie Sie vorgehen möchten (Abb. 9.1)? Wären Sie mit einer deutlichen Reduktion zufrieden, oder könnte dies für Sie auch ein Sprungbrett in die völlige Rauchfreiheit sein?

9.1   Was spricht für die Abstinenz?

Argumente für den völligen Rauchstopp …

Primär würden wir Ihnen natürlich zum völligen Rauchstopp raten – aus mehreren Gründen:

- Es gibt keine gesunden Zigaretten, und es wird vermutlich, solange der Tabak »verbrannt« wird, auch nie welche geben. Beim Abbrandprozess entstehen Tausende Substanzen, die Sie mit dem Inhalieren aufnehmen. So gesehen sollten Sie Zigaretten entweder nicht anzünden oder mit höherer Temperatur verbrennen. Beides funktioniert erfahrungsgemäß eher schlecht! Ein möglicher Lösungsansatz wären alternative Produkte, die Nikotin liefern, aber nicht brennen. Selbstverständlich macht das nur Sinn, wenn die gefährlichen Substanzen auf ein Minimum reduziert werden und der »Geschmack« der Zigarette in etwa erhalten bleibt. Entsprechende Versuche laufen, bisher ist es aber noch nicht gelungen, die Zigarette schadstofffrei zu simulieren (siehe dazu ▶ Kap. 12).
- Aus dem oben Geschriebenen lässt sich ableiten, dass medizinisch gesehen jede Zigarette, die Sie rauchen, eine zu viel ist.
- Auch wenn Ihnen die Reduktion anfangs leichter zu fallen scheint, ist sie auf Dauer vermutlich schwerer aufrechtzuerhalten als die Abstinenz. Wenn Sie zum Beispiel Ihre Zigarettenpackung immer mit sich führen, ist es schwieriger, die Kontrolle über Ihren Konsum zu behalten. Sie müssten dann immer darauf achten, dass Sie die Zigarettenanzahl nicht wieder steigern. Je nach Stimmungslage kann dies schwierig sein.
- Mit einzelnen Zigaretten erinnern Sie Ihren Körper immer wieder daran, wie Zigaretten schmecken. Wenn Sie ganz aufhören, haben Sie eine realistische Chance, das Rauchen irgendwann ganz zu vergessen (zumindest beschreibt dies ein beträchtlicher Teil der Ex-Raucherinnen so). Auf jeden Fall wird das Rauchverlangen stark zurückgehen und vielleicht sogar wochenlang »aussetzen«, das können wir Ihnen versprechen.

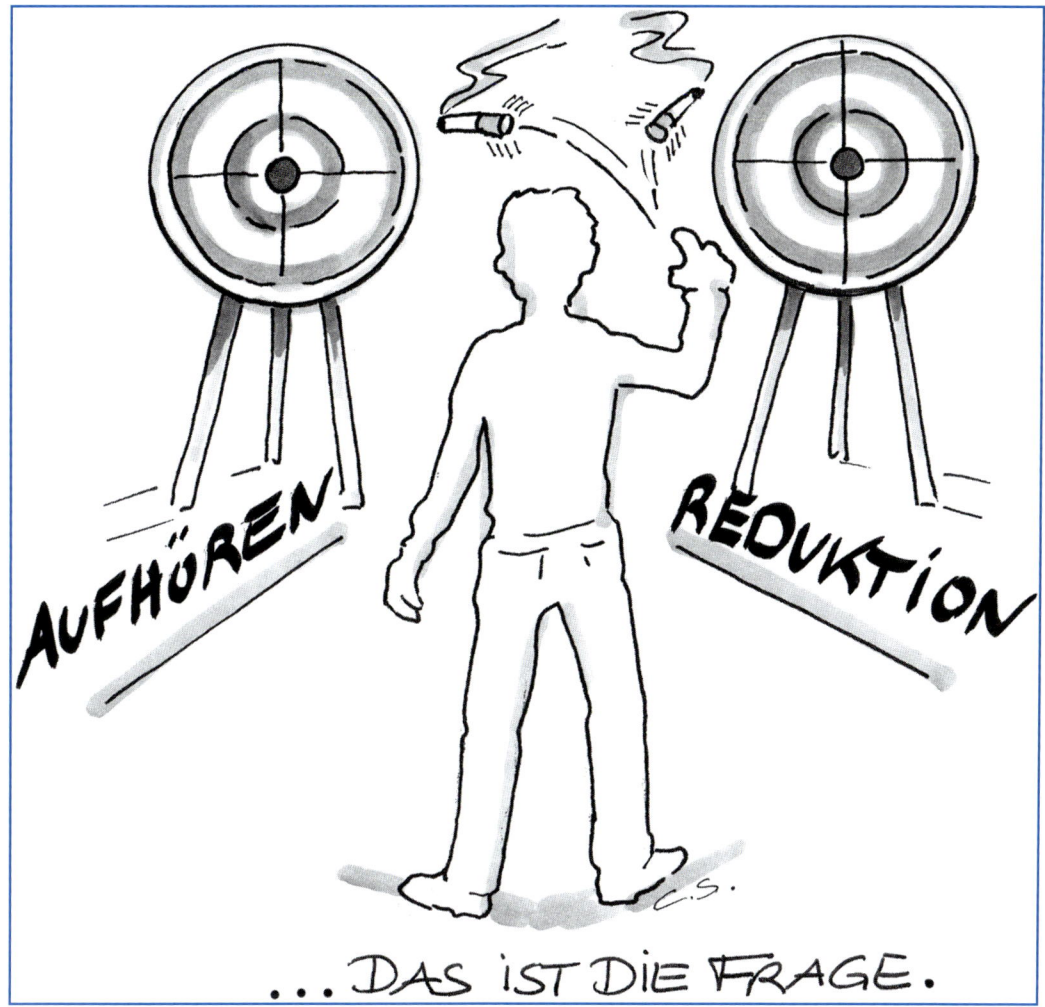

Abb. 9.1 Möchten Sie ganz aufhören oder Ihren Zigarettenkonsum (zunächst) »nur« reduzieren?

9.2   Auch Reduktion macht Sinn

Wenn Sie Ihren Zigarettenkonsum »nur« reduzieren wollen, möchten wir Sie auch auf diesem Weg begleiten. Schließlich ist jede nicht gerauchte Zigarette ein Gewinn für Ihre Gesundheit und Ihre Geldbörse. Es steht außer Frage, dass die Dosis-Wirkungs-Beziehung beim Entstehen von tabakassoziierten Erkrankungen eine wesentliche Rolle spielt. Wissenschaftlich gesehen, begründet die Dosis-Wirkungs-Beziehung die Ursächlichkeit einer Erkrankung. Wenn die Dosis die Krankheitswahrscheinlichkeit nicht beeinflusst, dann ist zu hinterfragen, ob der vermeintlich identifizierte Auslöser überhaupt ein Auslöser sein kann.

… und warum auch weniger viel sein kann

- Ihre Lunge wird Ihnen jede nicht gerauchte Zigarette danken. Auch wenn die Schadstoffbelastung nicht gänzlich wegfällt, geht es Raucherinnen und Rauchern oft schon besser, wenn sie ihren Zigarettenkonsum signifikant reduzieren. Viele beschreiben etwa, dass sie beim Treppensteigen bereits besser Luft bekommen als zuvor. Auch das Abhusten von Schleim fällt bei geringerer Belastung der Lunge oft leichter.
- Die Schmerzen in den Beinen beim Zurücklegen längerer Wegstrecken lassen oft (überraschenderweise) schon bei reduziertem Rauchen nach.
- Die sportliche Leistungsfähigkeit erhört sich schon bei einer Reduktion des Zigarettenkonsums um 50 Prozent oft merkbar.
- Seit die Zigarettenpreise ein für viele Raucher »schmerzhaftes« Niveau erreicht haben, fällt manchem schon bei der Reduktion auf, dass plötzlich Geld übrig bleibt. Dieser Effekt wird sich in Zukunft sicherlich noch verstärken. Niemand kann prognostizieren, wie stark die Zigarettenpreise steigen werden. Von Experten wird immer häufiger eine Verdreifachung des Preises gefordert, und das Finanzministerium wird kaum dagegen argumentieren. Es gibt bereits heute Raucher, die bis zu einem Drittel ihres Einkommens in Zigaretten investieren. In Entwicklungsländern ist dieses Phänomen bereits seit Längerem bekannt.

Die Reduktion ist auf jeden Fall zu begrüßen und als Schritt in die richtige Richtung zu bezeichnen.

9.3   Wegweiser zur Reduktion

Kontrolle zurückerobern

Das Wichtigste bei der Reduktion ist, dass Sie die Kontrolle über Ihren Zigarettenkonsum wiedererlangen. Viele Raucher, besonders solche, die mehr als 20 Zigaretten pro Tag rauchen, wissen eigentlich gar nicht mehr, wie hoch ihr Konsum wirklich ist. Wenn Sie in der Früh mit einer Packung starten, in der noch elf Zigaretten sind, während des Tages »fliegend« zur zweiten Schachtel wechseln und am Abend noch eine dritte beginnen, von der Sie fünf Zigaretten rauchen, werden Sie bald keinen Überblick über die Anzahl der gerauchten Zigaretten mehr haben. Für die fachlich Interessierten: Der Verlust der Kontrolle über den Konsum ist ein klassisches Zeichen der Abhängigkeit.

Dabei haben Sie viele Möglichkeiten, die Kontrolle zurückzugewinnen.

9.3.1 Mit einer neuen Zigarettenpackung beginnen

Eine Möglichkeit ist, jeden Morgen mit einer neuen Zigarettenpackung zu beginnen. Dann starten Sie sozusagen bei null, und wenn Sie beim nächsten Päckchen angelangt sind, dann haben Sie üblicherweise (es gibt unterschiedliche Packungsgrößen) 20 Zigaretten geraucht. Falls Zigaretten übrig bleiben, werfen Sie diese bitte nicht weg, und rauchen Sie sie erst recht nicht abends auf. Heben Sie sie auf, bis Sie daraus wieder eine volle Packung zusammenstellen können. Sie können zum Beispiel eine eigene Lade oder eine Schachtel für Ihre übrig gebliebenen Zigaretten reservieren.

Wichtig ist der Überblick

9.3.2 Eine Strichliste führen

Wo und wie führen Sie die Strichliste? Bei der ältesten Methode zur Reduktion des Zigarettenkonsums (etwa in den 1970er-Jahren erstmals beschrieben) wird einfach ein entsprechend großer Zettel mit einem Gummiband um die Zigarettenpackung gewickelt. Dies hat den Vorteil, dass Sie erst einmal das Gummiband entfernen müssen, bevor Sie an Ihre Zigarette gelangen – das gibt Ihnen die Gelegenheit, vor dem Rauchen zu überlegen, ob Sie diese Zigarette jetzt wirklich wollen und brauchen oder ob Sie sie vielleicht weglassen können, weil sie »unnötig« ist. Viele Raucher sagen, dass es nur »unnötige« Zigaretten gibt. Bei genauerem Hinsehen stellen sie aber fest, dass es bezüglich der Wichtigkeit doch erhebliche Unterschiede gibt. Für viele Raucherinnen und Raucher ist zum Beispiel die morgendliche Zigarette die allerwichtigste, während sie die nächste ganz gut weglassen könnten.

Sie können den Zettel mit Ihrer Strichliste natürlich auch einfach einstecken, dann sollten Sie sich aber gut überlegen, wohin. Gleichzeitig sollten Sie einen Bleistift oder Kugelschreiber dabeihaben. Vielleicht wundern Sie sich, dass wir extra darauf hinweisen, aber solche Vorhaben scheitern oft nicht am Willen, sondern an der unzureichenden Organisation – und dem wollen wir vorbeugen.

Zigaretten weglassen

9.3.3 Ein Raucherprotokoll führen

Wenn Sie mehr Aufwand betreiben bzw. analysieren wollen, wann, mit wem, wo und aus welchem Grund Sie vermehrt rauchen, dann können Sie auch ein entsprechendes Protokoll füh-

Ein Protokoll schafft Übersicht

ren (vgl. ◘ Abb. 9.2). Ziehen Sie Ihre Schlüsse aus den Erfahrungen und Aufzeichnungen, und versuchen Sie danach vorzugehen. Vermeiden Sie, sofern dies möglich ist, erkannte Auslöser. Falls dies nicht möglich ist, legen Sie sich Alternativstrategien zurecht, wie Sie mit für Sie klassischen Rauchsituationen umgehen können.

Episode aus der Rauchfrei-Beratung
Raucher: »Jetzt weiß ich, dass ich vor allem zum Kaffee besonders viel rauche. Was mache ich jetzt mit dieser Information? Es kommt nicht infrage, dass ich auch noch den Kaffee weglasse.«
Berater: »Das müssen Sie auch nicht. Die meisten Raucher stellen nach dem Rauchstopp oder der Reduktion fest, dass der Kaffee gar nicht so ein starker Rauchauslöser ist.«
Raucher: »Das glaube ich nicht.«
Berater: »Meistens ist es eher die Situation, in der sie den Kaffee trinken, die sie rauchen lässt. Versuchen Sie einmal, Ihren Kaffee ‚untypisch' zu konsumieren. Trinken Sie ihn in einem anderen Raum oder zu einer anderen Tageszeit, und beobachten Sie, ob überhaupt Rauchverlangen auftritt.«

Episode aus der Rauchfrei-Beratung
Raucherin: »In der Firma treffe ich mich in den Pausen mit meinen Kollegen zum Rauchen. Das ist so eine angenehme Ablenkung. Was mache ich denn da jetzt?«
Berater: »Sie haben zwei Möglichkeiten: Entweder Sie gehen nicht mit und treffen sich abseits der ‚Rauchpausen', oder Sie gehen bewusst mit und beschäftigen Ihre Hände – zum Beispiel mit Ihrem Handy, einem Nikotin-Inhalator oder einer Karotte. In manchen Firmen hat man bereits Obstpausen eingeführt.«
Autorinnenteam: In Herrenrunden würden wir die Karotte eher nicht empfehlen! Bei den Damen ist die Karotte teilweise schon das, was die Wurstsemmel für die Herren ist, und die Kolleginnen werden nicht darüber lästern.

9.3.4 Herrichten der Zigaretten

Realistische Zigarettenmengen

Eine weitere Möglichkeit ist, abends eine realistische Zigarettenmenge für den nächsten Tag abzuzählen. Übertreiben Sie es am Anfang nicht. Beginnen Sie, ausgehend von Ihrer ursprünglichen Zigarettenanzahl, mit einer eher moderaten Einsparung. Reduzieren Sie regelmäßig ein bisschen mehr, und schauen Sie,

Materialien aus Groman/Tröstl, Rauchfrei in 5 Wochen		
	Raucherprotokoll	Seite 1

Raucherprotokoll

Zigarette Nr.	Wann?	Wichtigkeit	Wo?	Mit wem?	Warum?

Wann? Tragen Sie die genaue Uhrzeit ein.

Wichtigkeit: Wir empfehlen, dass Sie die Wichtigkeit der Zigaretten mit folgender Abstufung bewerten. Sie können natürlich auch ein System von 1 bis 5 verwenden.

\+ = wenig wichtig

\++ = wichtig

\+++ = »unverzichtbar«

Wo? Tragen Sie hier den Ort ein, an dem Sie sich gerade aufhalten, zum Beispiel: im Büro, zu Hause, auf der Straße, im Auto etc. (Bitte führen Sie nicht während des Autofahrens Protokoll – siehe unsere Anmerkung in Kap. 2 …)

Warum? Versuchen Sie zu ergründen, warum Sie diese Zigarette jetzt rauchen müssen oder wollen. Handelt es sich dabei um: eine »Verdauungszigarette«, die Zigarette nach dem guten Essen, rauchen Sie aus Langeweile, um Wartezeiten zu überbrücken, in Gesellschaft Ihrer Freunde, aus Ärger, aus Stress, aus Freude, aus Kummer, zur Belohnung, zum Abschluss einer Tätigkeit? etc.

◼ **Abb. 9.2** In welchen Situationen greifen Sie zur Zigarette? Ein Protokoll hilft Ihnen, die Kontrolle zurückzugewinnen

mit welcher Stückzahl Sie auskommen können, ohne dass Sie sich durch den Tag quälen. Manchmal gewöhnt man sich mit der Zeit an die verminderte Stückzahl und kann dann darangehen, weitere Zigaretten einzusparen. Ein kleiner Tipp, falls Sie die vorbereiteten Zigaretten nicht in eine leere Zigarettenpackung sortieren wollen: Es gibt diverse Zigarettenetuis im Einzelhandel zu kaufen. Vielleicht haben Sie sogar irgendwo eines herumliegen. Wenn sich das Etui aufklappen lässt, können Sie die Restmenge besser überblicken als bei einer Zigarettenpackung. Böse Zungen behaupten, dass Zigarettenpackungen absichtlich so konstruiert wären.

9.3.5 Anderen Rauchern Zigaretten abkaufen

Nachschub beschränken

Wenn Sie stark reduzieren wollen oder sich schwertun, gewisse Zigaretten ganz wegzulassen, dann suchen Sie sich mehrere gute Freunde, denen Sie in diesen Situationen Zigaretten abkaufen können. Warum abkaufen? Raucher sind üblicherweise großzügig, wenn es um das Verschenken einzelner Zigaretten geht. Andererseits ist damit aber meistens sehr schnell Schluss, wenn es zu häufig vorkommt. Relativ bald bekommen Sie dann zu hören: »Kauf dir endlich wieder eigene Zigaretten.« Mit einem entsprechenden »Abkommen« können Sie das unterbinden und haben zusätzlich eine kleine Hemmschwelle zu überwinden. Immer mit einem kleinen Geldbetrag bei Freunden anklopfen zu müssen ist vielleicht auch hilfreich, wenn Sie weniger rauchen wollen. Setzen Sie den Geldbetrag, den Sie für eine Zigarette ausmachen, ruhig ein bisschen höher an, das wird Sie zusätzlich motivieren. Ein doppelt so hoher Preis ist ein guter Richtwert.

9.3.6 Tipps zur Zigarettenaufbewahrung

Distanz schaffen

Bewahren Sie Ihre Zigaretten nur mehr an bestimmten Orten auf, und rauchen Sie sie nur noch dort, zum Beispiel in der Werkstatt oder im Keller (falls Sie sich dann nur noch im Keller aufhalten, dann ist diese Methode vielleicht nicht ganz die richtige für Sie). Versuchen Sie, nach Möglichkeit keine Zigaretten mehr mitzuführen. Wenn Ihnen dies schwerfällt, können Sie damit beginnen, zumindest kleinere Wege ohne Zigaretten zu erledigen. Der Weg zum Postamt und retour wird doch auch ohne Zigarette möglich sein, oder?

9.3.7 Rauchfreie Orte schaffen

Bestimmen Sie Plätze, an denen Sie nicht mehr rauchen. Dies sollten Orte sein, an denen Sie sich häufig aufhalten. Ein rauchfreies Wohnzimmer ist vielleicht ein guter Vorschlag. Wenn Sie Kinder in Ihrer Umgebung haben, dann sollte (langfristig) ohnehin der gesamte Wohnbereich zur rauchfreien Zone werden. Balkonbesitzer sind hier natürlich im Vorteil. Gerade im Winter überlegen Sie dann vielleicht zweimal, ob Sie wirklich hinausgehen wollen, um zu rauchen.

Anfangs sind viele Raucher gegen diese »Einschränkungen«. Langfristig haben wir überraschenderweise dann doch viele sehr positive Rückmeldungen von eben diesen Skeptikern erhalten.

Rauchfreie Zonen sollten Sie auch für Ihre Besucher deutlich als solche ausweisen: Räumen Sie die Rauchutensilien weg, und sagen Sie Ihren Gästen, wo sie rauchen dürfen.

Episode aus der Rauchfrei-Beratung
Beraterin: »Haben Sie Ihre Wohnung schon rauchfrei gestaltet?«
Raucher: »Ich rauche jetzt nur noch im Badezimmer. Das ist wenig lustig, und dann freut mich das Rauchen gar nicht so richtig. Somit rauche ich zu Hause deutlich weniger.«
Beraterin: »Toll, wenn Sie weniger rauchen.«
Raucher: »Ja, allerdings ist das Badezimmer jetzt ziemlich verraucht, und eigentlich stört mich das. Wir überlegen, nur noch draußen zu rauchen.«
Beraterin: »Großartig. Diese Idee finde ich super. Wenn das so gut funktioniert, könnten Sie sich auch noch überlegen, ganz aufzuhören.«
Raucher: »Mal sehen.«

9.3.8 Rauchfrei schlafen

Wenn Sie das Rauchen zu Hause nicht einschränken wollen, dann tun Sie sich und Ihren Mitmenschen zumindest einen Gefallen: Rauchen Sie nicht im Schlafzimmer! Jedes Jahr kommen Menschen durch diese Angewohnheit zu Tode. Auch etlichen Berühmtheiten ist es so ergangen (wir wollen hier keine Namen anführen, aber wenn es Sie interessiert, suchen Sie einmal im Internet danach).

Sie gefährden damit nicht nur sich selbst, sondern auch Ihre Mitbewohner und sämtliche Nachbarn. Auch das Rettungsper-

Schlafen ohne Schadstoffe

sonal wird durch solche leicht vermeidbaren Brände unnötig in Gefahr gebracht. Da der Brandherd in unmittelbarer Nähe zum Verursacher liegt, kommt für den betreffenden Raucher bzw. die Raucherin häufig jede Hilfe zu spät.

Selbst wenn Sie nicht mit einer brennenden Zigarette in der Hand einschlafen: Sie inhalieren die Schadstoffe der Zigaretten auch noch im Schlaf weiter, wenn Sie in einem verrauchten Schlafzimmer nächtigen. Diese Belastung könnten Sie durch ein rauchfreies Schlafzimmer relativ einfach vermeiden!

9.3.9 Das rauchfreie Auto

Unfallrisiko minimieren

In unseren Breiten ist das Vehikel stark emotional besetzt. Ein Kratzer im Lack des Kotflügels stellt für manche Menschen eine mittlere Katastrophe dar und wird oft mit großem finanziellem Aufwand sofort behoben. Viele Raucher überlegen deshalb ernsthaft, ob sie in ihrem Auto noch rauchen sollen. Erklären Sie Ihr Auto zur rauchfreien Zone! Brandlöcher im Autositz, Zigarettenfeinstaub auf den Armaturen und rauchende Mitfahrer, die das Auto verschmutzen, wären damit passé. Zusätzlich tragen Sie auch zur Unfallprävention bei, denn ein klassischer Unfallauslöser, der selten statistisch erfasst wird, ist die brennende Zigarette, die dem Fahrer oder der Fahrerin aus der Hand fällt. Man bückt sich, um Brandlöcher zu verhindern, und schon ist der Unfall passiert. Es soll sogar Autofahrer gegeben haben, die auf diese Weise ihr Auto abgefackelt haben. Falls Sie in Ihrem Auto Kinder transportieren, sollte das Rauchen im Auto wegen der hohen Schadstoffbelastung sowieso tabu sein.

9.3.10 Rauchfreie/rauchende Partner

Rauchfreie Aktivitäten

Waren Sie schon einmal genervt von den Bemerkungen und der Kritik Ihres Partners bzw. Ihrer Partnerin an Ihrem Rauchverhalten? Tatsache ist: Eine nicht rauchende Partnerin oder ein nicht rauchender Partner erleichtert das Wenigerrauchen. Nutzen Sie jede Unterstützung, die Sie bekommen können. Schaffen Sie gemeinsame rauchfreie Zonen und Aktivitäten. Ihrem Partner fällt bestimmt auch einiges dazu ein.

Falls Ihr Partner oder Ihre Partnerin ebenfalls zur Zigarette greift, dann war das bisher vielleicht ein durchaus angenehmes Erlebnis, weil über das gemeinsame Rauchen Einigkeit geherrscht hat. Jetzt kann dies kontraproduktiv sein. Sollten Sie den Abend regelmäßig gemeinsam rauchend verbracht haben, wären jetzt Maßnahmen zum Durchbrechen dieser Alltagsroutine angebracht. Besprechen Sie Ihr Reduktionsvorhaben mit Ihrem Partner. Vielleicht können Sie ja sogar gemeinsam vorgehen. Falls Ihr Partner bzw. Ihre Partnerin keine Bereitschaft dazu zeigt, sollten Sie dies akzeptieren, denn vielleicht hätten Sie vor einem halben Jahr in der umgekehrten Situation nicht anders reagiert. Fordern Sie trotzdem Unterstützung für Ihre Reduktionspläne ein.

Episode aus der Rauchfrei-Beratung
Raucher: »Ich möchte jetzt endlich weniger rauchen. Es wäre nicht schlecht, wenn du auch mitmachen würdest. Es würde uns beiden nicht schaden.«
Raucherin: »Jetzt kommst du darauf? Vor einem halben Jahr wolltest du noch nicht mitmachen. Jetzt passt es für mich nicht.«
Raucher: »Dann werde ich es auch alleine schaffen.«
    Autorinnenteam: Diese Situation ist sehr häufig und vereinfacht manche Reduktionsversuche nicht unbedingt. Allerdings schließt sich die Partnerin/der Partner oft bewusst oder unbewusst an, wenn die ersten Erfolge sichtbar werden.

9.3.11 Kreative Ansätze

Bezahlen Sie für jede gerauchte Zigarette einen kleinen Betrag an Ihre Kinder, Ihren Partner oder Freunde. So wird Ihr Rauchverhalten diskutiert, und Sie rauchen vermutlich deutlich bewusster, allein weil Sie über Ihren Zigarettenkonsum Buch führen müssen.

Gebühren zahlen

    Alternativ dazu können Sie Wetten abschließen: Wer weniger raucht, gewinnt! Suchen Sie sich einen gleich gesinnten Verbündeten, mit dem Sie wetten können. Achten Sie darauf, dass es sich um kleinere Wetteinsätze handelt, damit Sie sich nicht zu sehr unter Zugzwang setzen. Es geht um die Herausforderung, nicht um den Gewinn. Höhere Einsätze können zu unangenehmen Situationen führen. (Tipp: Suchen Sie sich einen Wettpartner, dem Sie vertrauen können. Der wissenschaftliche Nachweis ist aufwendig, schwierig zu führen und kostenintensiv.)

Die Wette gilt

Episode aus der Rauchfrei-Beratung
Zwei Wettpartner kommen im Streit zum Nikotin Institut.
Wettpartner 1: »Ich glaube nicht, dass er mit dem Rauchen aufgehört hat. Können Sie das sicher nachweisen? Sonst bezahle ich meine Wettschulden nicht.«

Berater: »Das ist schwierig. Wir müssten dazu Ihrem Kollegen Blut abnehmen. Worum haben Sie denn gewettet? So viel wird es ja nicht sein.«

Wettpartner 1: »Das sage ich Ihnen lieber nicht. Es handelt sich um eine größere Summe.«

Wettpartner 2: »Ich lasse mir sicher kein Blut abnehmen. Das mit dem Nichtrauchen musst du mir schon glauben, lieber Freund.«

9.4   Unterstützung durch das Umfeld

Hilfe im Umfeld

Es wird Ihnen auffallen, dass die Unterstützung durch Freunde, Bekannte und Verwandte bei einem Reduktionsvorhaben oft sehr verhalten ausfällt. Manche Menschen wollen oder können bei diesem Thema nur in Schwarz und Weiß denken. Das trifft auch für einige unserer Kollegen zu. Wenn jemand glaubt, man müsse die Zigaretten »nur weglegen«, um nicht mehr zu rauchen, dann wird er auch nicht verstehen, warum auch eine Reduktion des Zigarettenkonsums wichtig und sinnvoll ist. Vielleicht sind auch Sie deshalb nicht hundertprozentig zufrieden mit Ihrer Reduktion. Seien Sie versichert: Jede nicht gerauchte Zigarette ist ein Erfolg, und Rom ist auch nicht an einem Tag erbaut worden.

Episode aus der Rauchfrei-Beratung

Raucher: »Habe ich dir schon erzählt? Ich versuche weniger zu rauchen und lasse schon zehn Zigaretten pro Tag weg.«

Freund: »Was bringt das? Du brauchst die Zigaretten nur wegzulegen – und fertig.«

Raucher: »Du hast ja nie geraucht und kannst nicht wissen, wie das ist.«

9.5   Reduktion geschafft – was nun?

Stoppversuch nach Reduktionserfolg

Wenn Sie Ihren Zigarettenkonsum schon längere Zeit erfolgreich reduzieren, wollen wir herzlich gratulieren und Sie auf Folgendes hinweisen: 20 Prozent der Raucher, die bei uns erfolgreich reduzieren, unternehmen irgendwann auch einen Versuch, das Rauchen ganz einzustellen.

Sie können mit einem Rauchstoppversuch nichts verlieren (die Zigaretten natürlich schon, aber die wollen Sie vermutlich doch schon seit einiger Zeit loswerden). »Schlimmstenfalls«, das heißt, wenn es nicht klappt, rauchen Sie eben wieder reduziert weiter. Versuchen Sie die Angelegenheit sportlich zu sehen: Der Versuch zählt. Und es muss nicht alles gleich beim ersten Versuch klappen. Lesen Sie auf jeden Fall die Kapitel zum Rauchstopp in diesem Buch.

9.6   Reduktion mit Hilfsmitteln

Sie können Hilfsmittel auch einsetzen, um weniger zu rauchen. Produkte, die nicht brennen, haben auf jeden Fall Vorteile gegenüber Zigaretten. Probieren Sie es aus, und lesen Sie ▶ Kap. 10, 11 und 12 dazu.

9.7   Kompensation bei Reduktion

Theoretisch können bei einer Reduktion der Zigarettenanzahl diverse Kompensationsmechanismen auftreten. Wenn Sie tiefer inhalieren oder »stärkere« Zigaretten rauchen, ist der gesundheitliche Nutzen einer Reduktion infrage zu stellen. Sie sparen dadurch zwar eine Menge Geld, aber bei den Schadstoffen wird es vermutlich nicht so gut aussehen. Trotzdem geht in der Mehrzahl der Fälle eine reduzierte Zigarettenzahl auch mit einer verringerten Schadstoffaufnahme einher. Achten Sie auf Ihre Inhalationsgewohnheiten, damit Sie von solchen Kompensationsmechanismen möglichst wenig betroffen sind. Einwandfrei feststellen kann man die Schadstoffbelastung allerdings nur durch entsprechende Messungen.

Kompensationsmechanismen vermeiden

Was den Verhaltensaspekt und das situative Rauchen betrifft, ist eine reduzierte Zigarettenzahl ebenfalls ein Gewinn, weil Sie lernen, längere Zeit ohne Zigarette auszukommen. Das Wichtigste ist, sich ein realistisches Ziel für die Reduktion vorzunehmen.

Der Sinn aller hier beschriebenen Maßnahmen ist, zu einem bewussteren Rauchen zu finden. Sie werden sehen: Manche Zigaretten brauchen Sie wirklich nicht. Sie werden sie leicht einsparen können.

Episode aus der Rauchfrei-Beratung
Raucherin: »Ich traue mir selbst nicht zu, die Zigaretten ganz wegzulassen«
Berater: »Können Sie sich vorstellen, den Konsum einzuschränken?«

Raucherin: »Ja, optimal wäre, wenn ich es schaffen würde, nur noch drei Zigaretten am Tag zu rauchen.«

Berater: »Dann versuchen Sie, genau das zu erreichen. Beginnen Sie mit einer Reduktion auf zehn bis zwölf Zigaretten pro Tag, dann sehen wir weiter.«

Ausrede: »Reduzieren bringt nichts.«
Unsere Meinung dazu: Eine Reduktion der Zigarettenanzahl bringt sehr wohl etwas. Wenn Sie dies nicht durch tieferes Inhalieren oder »stärkere« Zigaretten kompensieren, dann ersparen Sie Ihrem Körper auf jeden Fall Schadstoffe. Zusätzlich sparen Sie auf jeden Fall eine Menge Geld.

Nikotinersatztherapie

Wie alles begann …

Die Idee für die Nikotinersatztherapie wurde bereits in den späten 1960er-Jahren geboren. Schwedische Ärzte hatten beobachtet, dass rauchende Marinesoldaten eine U-Boot-Tauchfahrt rauchfrei und ohne Entzugserscheinungen überstehen konnten, wenn sie den in Skandinavien gebräuchlichen Kautabak verwendeten. Diese Beobachtung brachte den Forschungsleiter eines kleineren pharmazeutischen Unternehmens, Ove Fernö, auf den Gedanken, eine tabakfreie Medikation für Raucher zu entwickeln, die geeignet war, den Rauchausstieg zu erleichtern. Dies war die Geburtsstunde des Konzepts für den Nikotinkaugummi. Es folgte die Entwicklung der Galenik und die entsprechende klinische Forschung, und Ende der 1970er-Jahre wurden die ersten Darreichungsformen auf dem Markt eingeführt. Andere Konzepte des Nikotinersatzes sollten folgen: zunächst das nikotinhaltige Pflaster, dann ein Nasalspray und weitere orale Applikationsformen wie Lutsch- und Mikrotablette sowie der Inhalator. Die neueste Entwicklung ist ein nikotinhaltiges Mundspray.

Entscheidungshinweise

Die Frage, welche Darreichungsform für Sie am besten geeignet ist, ist nicht ganz einfach zu beantworten. Deshalb wollen wir im Folgenden die Produkte kurz vorstellen. Letztendlich bleibt es aber bei dem Tipp: Probieren Sie aus, was am besten zu Ihnen passt! Wenn Sie das Rauchen bereits einmal mit einem Nikotinersatzprodukt erfolgreich unterbrechen konnten, würden wir empfehlen, wieder auf diese Darreichungsform zurückzugreifen. Wenn es einmal geholfen hat, warum soll es nicht wieder funktionieren?

Bei Nikotinersatzprodukten handelt es sich um eine der sichersten Medikamentengruppen überhaupt. In 20 Jahren und bei über 5.000 betreuten Raucherinnen und Raucher ist uns noch keine ernsthafte (die Gesundheit beeinträchtigende) Nebenwirkung zu Ohren gekommen. Sie brauchen sich also nicht davor zu fürchten. Am Ende des Kapitels werden auch Möglichkeiten besprochen, die einzelnen Produkte miteinander zu kombinieren.

10.1 Nikotinkaugummi

Episode aus der Rauchfrei-Beratung
Raucher (beobachtet einen Kollegen, der Nikotinkaugummi zum Rauchstopp verwendet): »Lass mich deinen Kaugummi mal probieren, vielleicht hilft der bei mir auch!«
Kollege: »Gerne, wirkt super.«
Raucher (kaut 2 Minuten): »Der ist grauslich und wirkt überhaupt nicht.«

Kollege: »So kann es auch nichts werden. Aufhören wollen musst du schon dazu.«

Wirkung

Der Nikotinkaugummi ist die bekannteste und auch beliebteste Darreichungsform von Nikotinersatzprodukten. Er ist mittlerweile in verschiedenen Geschmacksrichtungen und zwei Dosierungen in den Apotheken erhältlich. Prinzipiell handelt es sich um eine »normale« zuckerfreie Kaugummimasse, die (über einen Ionentauscher) mit Nikotin angereichert ist. Durch das Kauen wird Nikotin freigesetzt, über die Mundschleimhaut aufgenommen und über das Blutgefäßsystem im Körper verteilt. Wichtig ist die richtige »Kautechnik«: Während Sie bei herkömmlichen Kaugummis ständig kauen, ist dies beim Nikotinkaugummi nicht unbedingt ratsam (an einer Zigarette ziehen die meisten Raucher ja auch nicht andauernd). Sie sollten kauen, bis auf der Zunge bzw. im Mundraum ein pfeffriger Geschmack zu spüren ist, dann den Kaugummi zur Seite schieben und kurz in der Wangentasche »parken«, bis der Geschmack wieder schwächer wird. Wiederholen Sie diesen Vorgang immer wieder. So wird über etwa 30 Minuten Nikotin abgegeben, und die entsprechende Wirkung setzt etwa 20 Minuten nach Kaubeginn ein. Bei ständigem Kauen hingegen wird zu viel Nikotin freigesetzt, und es kann ein unangenehmes, brennendes Gefühl im Mund entstehen.

Vielleicht wundern Sie sich, warum wir so ausführlich über das richtige Kauen eines Kaugummis schreiben. Aber erstens ist es eben kein gewöhnlicher Kaugummi, und zweitens wissen wir aus unseren Erhebungen, dass die falsche Anwendung das größte Hindernis beim Einsatz dieses Produktes darstellt.

Den Nikotinkaugummi kann man je nach Situation und Rauchverhalten einsetzen. Allerdings wirkt er, wie schon beschrieben, nicht so schnell wie eine Zigarette. Während das Nikotin einer Zigarette nur 7 Sekunden bis zur Wirkung benötigt, braucht das Nikotin im Kaugummi dafür bis zu 20 Minuten. Schauen Sie auf die Uhr; 20 Minuten können eine kleine Ewigkeit sein, vor allem, wenn man auf die eintretende Wirkung wartet. Wenn Sie wissen, dass Sie in eine Situation kommen, in der Sie bisher immer geraucht haben, dann nehmen Sie den Kaugummi schon vorher bzw. rechtzeitig.

Flexibel einsetzbar

Laut Produktinformation gilt zurzeit eine Dosierung von 8 bis 12 (maximal 24) Nikotinkaugummis pro Tag als empfehlenswert. Üblicherweise kauen Raucher 4 bis 6 solcher Kaugummis pro Tag. Generell tendieren Verwender eher zur Unterdosierung. (Nebenbei bemerkt: Eine Überdosierung von Nikotinkaugummis ist uns in den letzten 20 Jahren noch nie untergekommen.)

Dosierungshinweis

Bisher gibt es den Kaugummi in zwei Stärken, wobei die 2-mg-Variante besser schmeckt und die 4-mg-Variante besser wirkt. Normalerweise wird der 2-mg-Kaugummi Rauchern empfohlen, die nicht mehr als eine Packung Zigaretten pro Tag rauchen. Andererseits bevorzugen auch viele stärkere Raucher den 2-mg-Kaugummi wegen des besseren Geschmacks.

Anwendungsdauer Die Produktinformation sieht eine Anwendung von mindestens vier bis sechs Wochen vor, wobei eine maximale Anwendungsdauer von sechs Monaten angegeben wird. Einmal ehrlich: Ist Ihnen ein derartiger Hinweis schon auf einer Zigarettenpackung begegnet? Zum Beispiel: »Rauchen Sie nicht mehr als zwölf Zigaretten am Tag und schon gar nicht länger als sechs Monate«? Nein? Das hat folgenden Grund: Zwar sind Nikotinersatzprodukte wohl um 99,9 Prozent ungefährlicher als Zigaretten, aber es handelt sich um eine andere Produktkategorie. Die Kaugummis fallen unter das Arzneimittelgesetz. Für Zigaretten hat man ein eigenes Gesetz, das Tabakgesetz, geschaffen. Man könnte dieses Produkt auch sonst aufgrund seiner Schädlichkeit nach keinem anderen Gesetz zulassen.

Diese Diskussion wollen wir Ihnen bei den weiteren Nikotinersatzprodukten ersparen, deshalb berichten wir im Folgenden primär von unseren Erfahrungen in der Beratung von Rauchern. Unser Text ist somit praxisnah, soll und kann aber nicht die Produktinformation ersetzen oder aufheben.

Unerwünschte Wirkungen Der Kaugummi wird von den allermeisten Anwenderinnen und Anwendern sehr gut vertragen. Ernsthafte Nebenwirkungen sind uns noch nicht untergekommen. Raucher beschreiben vor allem einen scharfen, brennenden Geschmack, Kratzen im Hals, Husten, Sodbrennen und Magenverstimmungen.

> **Ausrede: »Der Nikotinkaugummi schmeckt ekelhaft!«**
> Unsere Meinung dazu: Das ist kein Grund, aufzugeben. Wann haben Sie zuletzt Nikotinkaugummis ausprobiert? Mittlerweile gibt es stark geschmacksverbesserte Varianten. Fragen Sie Ihren Apotheker gezielt danach. Meist gibt es auch Geschmacksproben, wobei diese kein Nikotin enthalten. Natürlich muss man sich an die »richtige« Kautechnik erst gewöhnen. Hat Ihnen Ihre erste Zigarette geschmeckt? Haben Sie ein wenig Geduld, und beachten Sie die Anwendungshinweise.

> **Ausrede: »Der Nikotinkaugummi brennt wie Feuer.«**
> Unsere Antwort darauf: Wenn Sie zu schnell und intensiv kauen, dann wird das enthaltene Nikotin zu schnell freigesetzt

und verursacht das gefühlte Brennen in Mund und Rachen. Beim Nikotinkaugummi handelt es sich, rein medizinisch betrachtet, um ein Medikament. Eigentlich sollten Sie daran gewöhnt sein, dass Medikamente nicht gut schmecken. Wollen Sie eine Praline, die gut schmeckt, oder ein Hilfsmittel für den Rauchstopp?

10.2 Nikotinpflaster (transdermales Pflaster)

Nikotinpflaster gibt es in 16- und 24-Stunden-Varianten und unterschiedlichen Stärken, je nach Hersteller. Das 16-Stunden-Pflaster ist für Wachzeiten gedacht und sollte deshalb morgens auf die Haut geklebt und abends wieder entfernt werden. Die 24-Stunden-Variante bleibt auch nachts auf dem Körper. Es gibt unterschiedliche Ansichten in Bezug auf die Frage, welches Pflaster geeigneter ist. Die Befürworter des 16-Stunden-Pflasters meinen, dass nachts nicht geraucht wird und somit auch keine Nikotinzufuhr notwendig ist. Weiters wurden Schlafstörungen beim 24-Stunden-Pflaster beschrieben. Die Befürworter des 24-Stunden-Pflasters argumentieren, dass das Rauchverlangen oft morgens am stärksten sei, weshalb auch die nächtliche Nikotinzufuhr Sinn mache. Außerdem ist die 24-Stunden-Variante für all jene Raucher gedacht, die nachts mehrmals aufwachen und rauchen müssen. Dieses nächtliche Rauchverlangen betrifft aber nur wenige Prozent der Raucherinnen und Raucher. Allerdings haben Sie natürlich immer die Möglichkeit, ein 24-Stunden-Pflaster nach 16 Stunden abzunehmen bzw. ein 16-Stunden-Pflaster 24 Stunden kleben zu lassen, auch wenn das von den Herstellern nicht so vorgesehen ist. Wechseln Sie die Klebestelle täglich, um Hautirritationen zu vermeiden. Damit das Pflaster hält, sollte die Haut an dieser Stelle sauber, trocken und unbehaart sein. Bitte kleben Sie täglich ein neues Pflaster.

Beim Nikotinpflaster wird das Nikotin aus dem Depot im Pflaster über Diffusion in die feinen Blutgefäße der Oberhaut abgegeben und gelangt so in das Kreislaufsystem. Die Abgabe erfolgt kontinuierlich in einer bestimmten Menge pro Stunde. So werden je nach Hersteller unterschiedlich schnell und je nach Stärke der Pflaster unterschiedlich hohe Nikotinspiegel im Blut erreicht. Im Gegensatz zu anderen Darreichungsformen von Nikotinersatzmitteln und auch im Gegensatz zur Zigarette bringt das Pflaster eine gleichmäßige Nikotinversorgung. Allerdings dauert es eine gewisse Zeit, bis die Wirkung eintritt: Teilweise wird erst nach etwa drei Stunden der »notwendige« Nikotinspiegel erreicht.

Zwei Varianten

Wirkung

Dosierung

Das Nikotinpflaster ist als 16-Stunden-Variante in den Stärken 10 mg, 15 mg und 25 mg sowie als 24-Stunden-Variante in den Stärken 17,5 mg, 35 mg und 52,5 mg erhältlich. Keine Sorge, auch hier wird nicht die gesamte Nikotinmenge in den Körper aufgenommen (im Fall der 24-Stunden-Variante: 7, 14 und 21 mg). Dennoch empfehlen die Hersteller die höchsten Dosierungen nur für Raucher mit einem Zigarettenkonsum von über 20 Stück pro Tag. Verwenden Sie die höchste Dosis über maximal acht Wochen, und steigen Sie anschließend auf die nächstniedrigere Dosierung um. Schleichen Sie so die Therapie über mehrere Wochen aus. Manche Raucher in unserem Betreuungsprogramm teilen auch die Pflaster, um die Dosis zu reduzieren, obwohl die Produktinformation ausdrücklich davon abrät.

Nebenwirkungen

Das Produkt wird generell sehr gut vertragen. Die Nebenwirkungen der Nikotinpflaster betreffen vor allem den lokalen Anwendungsbereich auf der Haut. Die verschiedenen Hersteller verwenden allerdings unterschiedliche Klebesubstanzen, deshalb kann beim Auftreten von Hautreaktionen der Wechsel zu einem Produkt von einem anderen Hersteller oft Abhilfe schaffen.

> **Ausrede: »Die Haut juckt durch das Nikotinpflaster.«**
> Unsere Antwort darauf: Wechseln Sie täglich die Klebestelle. Sollte Ihre Haut die Klebesubstanz nicht vertragen, können Sie ein Produkt eines anderen Herstellers ausprobieren. Falls auch das keine Abhilfe schafft, stehen Ihnen eine Vielzahl anderer Hilfsmittel zur Verfügung.

> **Ausrede: »Das Nikotinpflaster ist viel teurer als andere Nikotinersatzprodukte.«**
> Tatsache ist: Das Nikotinpflaster ist in Packungen mit sieben oder 14 Stück erhältlich. Sie kommen damit also ein oder zwei Wochen aus. Die Kosten entsprechen ungefähr dem Betrag, den Sie in dieser Zeit verraucht hätten, bzw. den Kosten für andere Nikotinersatzprodukte, wenn diese richtig dosiert werden.

10.3   Nikotin-Inhalator

Aufbau und Wirkung

Der Nikotin-Inhalator ist in Deutschland ein relativ junges Produkt, während er sich in Österreich schon länger bewährt hat und von aufhörwilligen Rauchern gut angenommen wird. Er besteht aus einem weißen Mundstück, dem Inhalationsstift, der mit Nikotinpatronen gefüllt werden kann. Die austauschbaren Kunststoffpatronen (es handelt sich um Schaumstoffzylinder, die mit Nikotin getränkt sind) geben das Nikotin in den Luftstrom ab, der beim Saugen am Mundstück entsteht. Das Nikotin gelangt somit ähnlich wie bei der Zigarette in den Mund und wird über die Mundschleimhaut ins Kreislaufsystem aufgenommen. Wichtig ist, dass Sie eher paffend, wie bei einer Pfeife, an dem Mundstück ziehen und keine intensiven Lungenzüge machen. Wie beim Kaugummi beginnt auch hier die Wirkung erst nach etwa 20 Minuten.

Der Nikotin-Inhalator ist nur mit einer 15-mg-Dosierung erhältlich. Da bei jedem Zug Nikotin abgegeben wird, ergibt sich die Nikotinmenge durch den Gebrauch, und Sie können individuell dosieren. Als Anhaltspunkt gibt der Hersteller an, dass bei Raumtemperatur eine Patrone etwa acht Zigaretten »entspricht«. Achtung: Bei niedriger Temperatur ist die Nikotinabgabe über den Inhalator vermindert. Bedenken Sie, dass eine Patrone natürlich auch dann geringe Mengen Nikotin abgibt, wenn Sie nicht daran ziehen. Nach einiger Zeit ist der Nikotingehalt einer Kapsel verdampft. Falls Sie eine geöffnete Kapsel erst einige Stunden später weiterverwenden möchten, können Sie den Inhalator in Frischhalte- oder Alufolie einwickeln. Einige unserer Gelegenheitsverwender haben diese Methode ohne Einbindung des Herstellers »entwickelt«.

Versuchen Sie, nach erfolgreichem Rauchstopp immer länger mit den Patronen auszukommen. So reduzieren Sie Schritt für Schritt die aufgenommene Nikotinmenge. Manche der Teilnehmer an unserem Betreuungsprogramm verwenden schließlich nur noch den Inhalationsstift ohne Patrone oder vielmehr mit einer leeren Patrone, sonst gibt es beim Ansaugen keinen Widerstand.

Gerade der Inhalator ist besonders gut für die Reduktion geeignet. Sie müssen nicht sofort mit dem Rauchen aufhören. Versuchen Sie sich zuerst mit dem Inhalator vertraut zu machen und einzelne Zigaretten zu ersetzen. Beachten Sie das verzögerte Einsetzen der Wirkung, und suchen Sie sich bis dahin eine Ablenkung. Falls Sie das Rauchen ganz einstellen wollen und den Inhalator als Hilfsmittel einsetzen, sollten Sie vorher lernen, damit umzugehen.

Der Nikotin-Inhalator wird, ähnlich wie der Kaugummi, gut vertragen. Selten werden Kopfschmerzen und gastrointestinales Unwohlsein beschrieben. Bei zu intensiven Lungenzügen kann es natürlich zu einem Brennen in Mund und Rachen kommen. Das ist aber bei der Zigarette ähnlich.

Dosierung

Dosierung reduzieren

Nebenwirkungen

Ausrede: »Mit dem Nikotin-Inhalator kratzt mein Hals, und ich muss husten.«
Unsere Antwort darauf: Erinnern Sie sich an Ihre erste Zigarette? Da ist es Ihnen wohl ähnlich ergangen. Paffen Sie den Inhalator wie eine Pfeife, dann sollten diese Symptome weitgehend verschwinden. Haben Sie Geduld mit dem Hilfsmittel. Sie haben Ihre erste Zigarette auch nicht gleich »richtig« geraucht.

Beschäftigung der Hände

Anwender und Anwenderinnen beschreiben das Beschäftigtsein der Hände und die einfache Dosierung, die an den Zigarettenkonsum erinnert, als wesentliche Pluspunkte dieser Darreichungsform. Die Hand-zu-Mund-Bewegung kann mit dem Inhalator gut simuliert werden, was vielen den Rauchstopp deutlich erleichtert. Andererseits beschreiben Theoretiker genau das als Problem, weil es angeblich den Wechsel zurück zur Zigarette erleichtert – wobei wir bisher keine Hinweise darauf haben, dass Verwender von Nikotin-Inhalatoren seltener oder häufiger rückfällig werden als die Verwender anderer Nikotinersatzmittel. Es spricht übrigens auch nichts dagegen, lebenslang einen leeren Inhalatorstift zu verwenden.

10.4   Lutschtablette

Diskrete Anwendung

Eine weitere Möglichkeit der Nikotinersatztherapie ist die Verwendung der Lutschtablette. Diese ist in Österreich und Deutschland von verschiedenen Herstellern in den Dosierungen 1, 2 und 4 mg erhältlich. Sie sollten die Lutschtablette wie ein Bonbon in der Mundhöhle hin- und herschieben, bis sie sich aufgelöst hat. Die Aufnahme des Nikotins erfolgt ebenso wie bei Kaugummi, Inhalator, Microtab und Zigarette über die Mundschleimhaut. Wichtig ist, dass sie während der Anwendung nicht essen oder trinken. Getränke wie Kaffee oder Fruchtsäfte behindern die Aufnahme des Nikotins. Lassen Sie die Lutschtablette langsam im Mund zergehen, und zerkauen oder verschlucken Sie sie nicht. Bei Verschlucken der Tablette könnten Sie auch Schluckauf bekommen.

10.5   Microtab

Kleine Tablette

Die Microtab-Tablette, die mittlerweile nur noch in der Schweiz erhältlich ist, unterscheidet sich in der Anwendung deutlich von der Lutschtablette. Sie wird nicht gelutscht, sondern unter die

Zunge gelegt, bis sie sich dort aufgelöst hat. Die Microtab empfiehlt sich wie die Lutschtablette vor allem für Träger von Zahnprothesen, die sich beim Kauen von Kaugummi lockern bzw. verkleben könnten, sowie für Menschen, die Kaugummi aus unterschiedlichen Gründen einfach nicht mögen. Die Microtab ist gemeinsam mit der Lutschtablette auch die diskreteste Form der Anwendung.

Bei der Verwendung kann starkes Brennen auftreten. Andererseits deutet dies auch auf einen raschen Wirkungseintritt hin. Es ist davon auszugehen, dass die Microtab auch in der Schweiz sehr bald von der Lutschtablette abgelöst werden wird.

10.6 Mundspray

Ganz neu ist das Mundspray – für Menschen mit akutem Rauchverlangen eine gute Möglichkeit, sich rasch Linderung zu verschaffen. Die Anwendung des Mundsprays muss natürlich auch erlernt werden. Haben Sie etwas Geduld dabei.

Sprühen Sie, wie in der Produktinformation beschrieben, ein bis zwei Sprühstöße pro Anwendung in den Mundraum. Nach Möglichkeit sollten Sie die Flüssigkeit nicht zu weit in den Rachenraum sprühen. Vermeiden Sie zudem, während der Anwendung zu inhalieren und zu schlucken. Die Aufnahme des Nikotins erfolgt über die Mundschleimhaut. In der Praxis sehen wir, dass bei den ersten Anwendungen Schluckauf auftreten kann, der aber in der Regel schnell wieder nachlässt. Stellen Sie sich vor der ersten Anwendung ein Glas Wasser bereit, um gegebenenfalls Abhilfe zu schaffen. An das anfänglich etwas brennende Gefühl im Rachen, das doch als störend empfunden wird, gewöhnt man sich, bzw. es lässt mit der Dauer der Anwendung nach. Der starke Pfefferminzgeschmack wird von den meisten Rauchern als angenehm beschrieben. Die Hersteller geben als Höchstdosis 4 Sprühstöße pro Stunde und 64 Sprühstöße pro 24 Stunden an. Auf Zigarettenpackungen haben wir derartige Hinweise (wie »Rauchen Sie niemals mehr als 20 Zigaretten täglich«) leider noch nie gefunden.

Retro-Variante

10.7 Nasalspray

In Deutschland und Österreich ist das Nasalspray nicht mehr im Handel, obwohl es bei korrekter Anwendung ein sehr probates Mittel ist/war. Vielleicht ist es noch über die internationale Apotheke erhältlich. Manchmal werden Produkte auch wieder auf den Markt gebracht, deshalb soll das Nasalspray hier zumindest

Verschreibungspflichtig

erwähnt werden. Das Hauptproblem dieses Produktes war in Österreich die Verschreibungspflicht, die das Nasalspray von allen anderen Nikotinersatzprodukten unterschied.

10.8   Reduktion mit Nikotinersatzprodukten

Zigaretten einsparen

Probieren Sie es aus: Für die meisten Raucherinnen und Raucher ist es möglich, mithilfe von Nikotinersatzprodukten ihren Zigarettenkonsum zu reduzieren. So führen sie ihrem Körper zwar weiterhin die Substanz Nikotin zu, dafür ersparen sie sich etwa 3.500 andere Substanzen, davon mindestens 30 krebserregende Stoffe, die sie sonst mit dem Inhalieren des Zigarettenrauchs aufnehmen würden. Jede eingesparte Zigarette ist ein Gewinn, auch wenn Sie stattdessen Nikotinersatzprodukte verwenden. Gehen Sie locker an die Sache heran, denn es dauert einige Zeit, bis die Präparate ihre Wirkung zeigen.

Für die Reduktion sind vor allem Nikotinkaugummi, Inhalator und Lutschtablette geeignet, weil sie bei Bedarf leicht eingesetzt werden können. Damit können Sie sich bei Rauchverlangen auch akut helfen. Gleichzeitig beschäftigen Sie sich mit irgendetwas und lenken sich so von Ihren Gedanken an Zigaretten ab. Eventuell kann auch ein Nikotinpflaster helfen, die Gesamtzahl der gerauchten Zigaretten zu reduzieren. Mit dem Pflaster wird ein basaler Nikotinspiegel über den ganzen Tag aufgebaut, der das Rauchverlangen dämpfen sollte. Probieren Sie es einfach aus.

Natürlich wollen wir auch an dieser Stelle darauf hinweisen, dass Abstinenz bzw. ein gänzlicher Rauchstopp die beste und sicherste Lösung ist, aber wer ist schon perfekt? Die Reduktion ist ein erster wichtiger Schritt in die richtige Richtung.

10.9   Temporärer Rauchstopp mit Nikotinersatzprodukten

Rauchverbote überstehen

Nikotinersatzprodukte sollen, wie andere Medikamente auch, das tägliche Leben erleichtern. Sie können diese also auch in Situationen einsetzen, in denen das Rauchen verboten ist oder Sie aus anderen Gründen nicht rauchen können oder wollen. So ist es beispielsweise möglich, anstrengende Besprechungen oder längere Flugreisen zu überstehen. Unter Umständen ersparen Sie sich dadurch auch das Rauchen am »Raucher-Pranger« auf Flughäfen (es wurden schon hübschere Raucher-Lounges eingerichtet).

Episode aus der Rauchfrei-Beratung

Raucher: »Ach, heute sitzen wir wieder den halben Tag bei einer Besprechung in der Chefetage und können nicht rauchen.«

Raucherin: »Stimmt, das ist ärgerlich. Ich werde Nikotinkaugummi kauen, dann ist es halbwegs erträglich, und in der Pause gehen wir runter.«

Raucher: »Wir sollten vielleicht doch irgendwann ganz aufhören, dann ersparen wir uns diesen Stress. Lass mich gleich einmal den Kaugummi ausprobieren.«

Falls es Ihnen gelingt, das Rauchen zeitweise einzustellen, dann ziehen Sie vielleicht auch einen Rauchstoppversuch oder wenigstens eine Reduktion Ihres Zigarettenkonsums in Erwägung. Wenn Sie kein Problem damit haben, einige Stunden nicht zu rauchen, dann versuchen Sie diese Zeit weiter auszudehnen und vielleicht einen rauchfreien Tag einzulegen. Sollte auch das keine größeren Schwierigkeiten bereiten, dann ist der Rauchstopp vermutlich einfacher als gedacht.

10.10 Kombination von Nikotinersatzprodukten

Das Praktische an Nikotinersatzprodukten ist, dass Sie diese (fast) nach Lust und Laune kombinieren können. Als besonders günstig hat sich bei unseren Rauchern und Raucherinnen die Kombination aus Nikotinpflaster und -Inhalator erwiesen – allerdings unter der Voraussetzung, dass die Betreffenden diese Kombination selbst gewählt haben. Mit dem Pflaster erreichen Sie einen konstanten Nikotinspiegel, und falls trotzdem Rauchverlangen auftritt, können Sie mit dem Inhalator Abhilfe schaffen. Auch die Kombination von Pflaster und Kaugummi bzw. Lutschtablette hat ihre Befürworter. Im Prinzip ist auch eine Dreierkombination denkbar. Probieren Sie aus, wie Sie Ihr Rauchverlangen am ehesten unter Kontrolle bringen können. Achtung: Die Produktinformation schließt das 25-mg-Nikotinpflaster von der Kombination mit anderen Nikotinersatzprodukten aus. Uns ist bisher allerdings noch nie ein Fall von Überdosierung bekannt geworden. Falls Sie Ihren Zigarettenkonsum unter Nikotinersatztherapie nicht reduzieren sollten, kann freilich ein Gefühl entstehen, wie wenn Sie zu viel geraucht haben (Kopfschmerzen, Schwitzen, Übelkeit, Schwindel …). Die meisten Raucherinnen und Raucher haben diese Symptome bereits einmal erlebt – meistens nach einem langen Abend.

Kombinieren erlaubt

Verschreibungspflichtige Medikamente

Forschung

Die Wissenschaft und die pharmazeutische Industrie versuchen seit einiger Zeit, »richtige« Medikamente zur Unterstützung des Rauchstopps zu entwickeln (◘ Abb. 11.1). Zudem werden bereits verfügbare Substanzen auf ihre Wirkung beim Rauchstopp untersucht. Trotz der fatalen Auswirkungen des Zigarettenrauchens auf die Raucher und Raucherinnen dieser Welt (die astronomischen Zahlen und negativen Fakten ersparen wir Ihnen) sind diese Bemühungen eher als moderat zu bezeichnen. Die Hauptumsätze werden wohl in anderen Bereichen gemacht (zum Beispiel in der Onkologie). Entsprechend gering ist die Zahl der verfügbaren Medikamente zum Rauchstopp. Zurzeit sind in Europa zwei verschreibungspflichtige Medikamente zur Unterstützung des Rauchstopps zugelassen.

11.1   Bupropion (Zyban)

Durch Zufall entdeckt

Ende der 1990er-Jahre machte die Ärztin Linda Ferry aus Lomalinda, Kalifornien, die Beobachtung, dass amerikanische Kriegsveteranen, die wegen Depressionen mit der Substanz Bupropion behandelt wurden, zum Teil deutlich weniger rauchten. Manche der Patienten stellten das Rauchen sogar ganz ein. Die Herstellerfirma der Substanz Bupropion führte daraufhin zwei klinische Studien zum Wirkungsnachweis beim Rauchstopp durch. Beide fielen positiv aus, was letztlich zur Etablierung der Indikation Raucherentwöhnung führte. Die Substanz war also nachweislich wirkungsvoller als die verabreichten Placebos.

Medienhype

In der Folgezeit wurde das – nun unter dem Handelsnamen Zyban geführte – Medikament medial verheizt. Von Journalisten als Wunderpille gegen das Rauchen gepriesen, konnte Zyban die hohen Erwartungen vieler Raucherinnen und Raucher nicht erfüllen.

Episode aus der Rauchfrei-Beratung
Raucher (ruft an): »Ich nehme seit zwei Wochen Zyban und rauche noch immer.«
Berater: »Haben Sie versucht aufzuhören?«
Raucher: »Nein, warum?«
Berater: »Ein wenig Anstrengung und Motivation brauchen Sie schon. Das Medikament kann Sie unterstützen, aber ein Wundermittel ist es keines.«

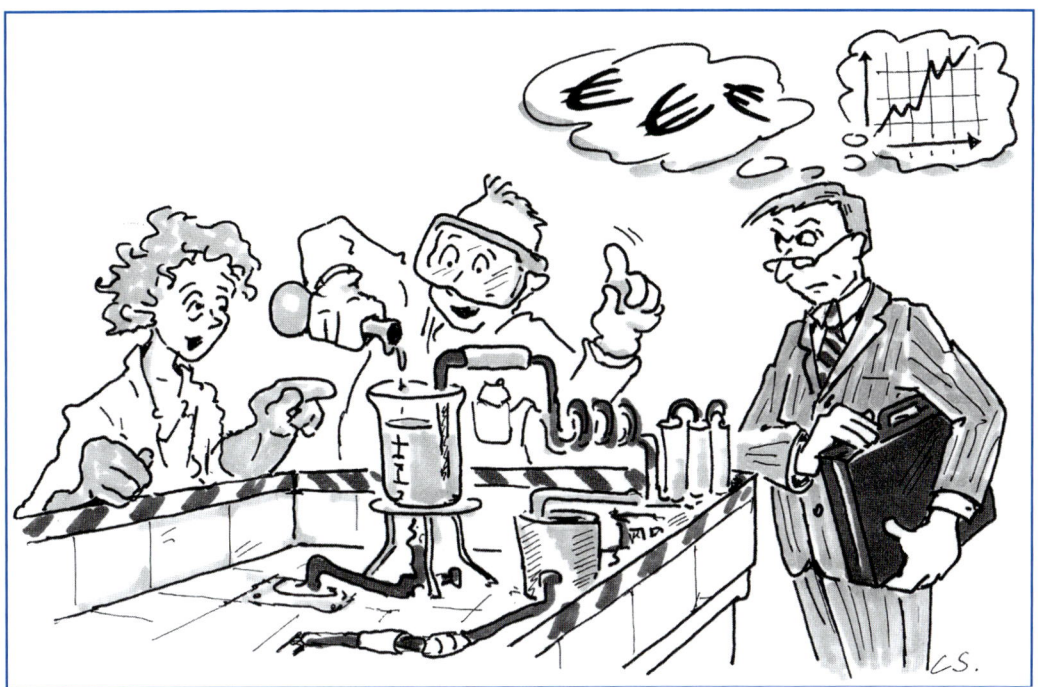

◘ **Abb. 11.1**   Neue Medikamente brauchen Forschung

**Ausrede: »Ich rauche immer noch, Zyban wirkt
also nicht.«**
Unsere Antwort darauf: Zyban wirkt vermutlich nicht bei jedem Menschen gleich. Wundermittel gegen Abhängigkeiten
gibt es nicht. Auch sonst sind Wunder in der Medizin eher
selten. Wenn Sie allerdings den Entschluss gefasst haben, mit
dem Rauchen aufzuhören, dann können Sie es sich mit Zyban
leichter machen. Kontaktieren Sie zur nochmaligen Beratung
Ihre Ärztin oder Ihren Arzt.

Tiefer Fall

Nach der Wunderpreisung folgte die mediale Verteufelung des
Medikaments. Psychopharmaka können selbstverständlich auch
Nebenwirkungen zeigen. In diesem Fall waren es vor allem nächtliche Schlafstörungen und eine gewisse »Aufgekratztheit« (Agi-
tation). Vermehrtes Schwitzen trat auch relativ häufig auf. In seltenen Fällen wurden auch epileptische Anfälle beschrieben. Den
Autoren ist jedoch zumindest in Österreich kein derartiger Fall
bekannt. Erörtern Sie unbedingt Nebenwirkungen und Risiken bei
der Einnahme von Bupropion mit Ihrem Arzt oder Ihrer Ärztin.

Die Tatsachen

Es sei angemerkt, dass die Wirksubstanz Bupropion auch als
Medikament (Handelsname: Wellbutrin) zur Behandlung der

Depression eingesetzt wird: Hier gibt es interessanterweise kaum Debatten über etwaige Nebenwirkungen. Es scheint also doch zum großen Teil am Thema Rauchen zu liegen, das sehr emotional und teilweise irrational diskutiert wird. Raucher würden sich selbst normalerweise nicht als »krank« bezeichnen, somit ist die Einsicht in die Sinnhaftigkeit der Einnahme eines verschreibungspflichtigen Medikaments eher gering. Dies trifft sowohl auf die Raucher selbst als auch auf die sie beobachtende Umgebung zu. Diese vertritt zumindest in unseren Breiten wohl oft noch die Ansicht, dass Raucher die Zigaretten ja »nur wegwerfen« müssten, um nicht mehr zu rauchen.

> **Ausrede: »Mit Zyban kann ich nicht schlafen.«**
> Unsere Antwort darauf: Was verstehen Sie unter »nicht schlafen können«? Ist die Schlafdauer reduziert? Wie müde sind Sie wirklich? Bedenken Sie, dass die Einnahmedauer begrenzt ist. Meistens lassen sämtliche Nebenwirkungen mit der Zeit nach und verschwinden nach dem Absetzen des Medikaments ganz.

Episode aus der Rauchfrei-Beratung
Raucherin: »Ich habe Zyban gekauft. Es liegt seit geraumer Zeit im Nachtkästchen, und ich überlege, ob ich es wirklich einnehmen soll.«
Berater: »Sie haben es von Ihrem Arzt rezeptiert bekommen, der sicher mit Ihrer Krankengeschichte vertraut ist. Was hindert Sie an der Einnahme? Vielleicht gar die Sorge, dass Ihnen dann die Zigaretten nicht mehr schmecken?«
Raucherin: »Wenn ich genau darüber nachdenke, dann ist das schon schwer vorstellbar, nicht mehr zu rauchen.«

11.2   Varenicline (Champix)

Vorgeschichte

Es war schon länger bekannt, dass in Osteuropa eine Substanz namens Cytisin (Alkaloid des Goldregens) unter dem Handelsnamen Tabex zur Raucherentwöhnung verkauft wurde. Allerdings gibt es keine Zulassung für dieses Medikament, die den modernen Standards entspricht. Da Cytisin, kurz gefasst, nicht mehr patentierbar ist, werden diese Zulassungsstudien aus wirtschaftlichen Gründen auch kaum nachgereicht werden. Die Kosten der Studien wären wohl zu hoch bzw. die zu erwartenden Gewinne zu niedrig für private Investoren. Eine staatliche Industrie, die sich mit solchen Themen auseinandersetzt, gibt es ja kaum oder nur in geringem Ausmaß.

Mit Varenicline wurde erstmals auf Grundlage der Erfahrungen mit Cytisin ein Medikament direkt für die Indikation Raucherentwöhnung entwickelt. Seit 2006 ist es in Europa unter dem Handelsnamen Champix zugelassen und seit 2007 auf dem Markt erhältlich.

Champix

In diesem Fall ging man es, nach den Vorerfahrungen mit Zyban, medial etwas ruhiger an. Es erwies sich aber als unmöglich, fachgerechte Informationen über das neue Medikament in der Bevölkerung zu verbreiten. Werbung für verschreibungspflichtige Medikamente ist in unseren Breiten untersagt, folglich sind auch fachgerechte Informationen über deren Wirkungsweise nicht oder kaum möglich. Die Information kann somit nur im Patientengespräch direkt über die Ärzte weitergegeben werden. Da das Interesse der Medien auch in diesem Fall groß war, »wucherte« die unspezifische Berichterstattung, die sich hauptsächlich mit den möglichen Nebenwirkungen auseinandersetzte. Oft war bzw. ist es auch schwierig, Nebenwirkungen von Entzugserscheinungen zu unterscheiden. Somit landete alles in einem Topf und wurde je nach Bedarf, Wunsch und Meinung des Interessierten entsprechend aufgekocht.

Recht auf Information

Varenicline ist eine psychoaktive Substanz, die im Gehirn an Rezeptoren wirkt, die auch beim Rauchen stimuliert werden. Einerseits sollen so Entzugserscheinungen gelindert werden, andererseits soll durch die Blockade dieser Rezeptoren die Wirkung des Nikotins im Gehirn abgeschwächt werden. Diese Kombination soll den Rauchstopp erleichtern. Anwender haben berichtet, dass mit der Einnahme von Champix die noch gerauchten Zigaretten nicht mehr so gut schmeckten und die Lust zu rauchen nachgelassen habe.

Wirkung

Die am häufigsten beschriebene Nebenwirkung bei der Einnahme von Champix ist Übelkeit, in seltenen Fällen kann auch Erbrechen auftreten. Den Autoren ist aus ihrer Praxis kein solcher Fall bekannt, in den Studien sind derartige Fälle aber sehr wohl beschrieben. Des Weiteren wurden uns in seltenen Fällen bizarre Träume beschrieben. Champix mag auch auf die Schlafqualität Einfluss haben, und bei einem »leichteren« Schlaf erinnert man sich eher an seine Träume.

Unerwünschte Wirkungen

Episode aus der Rauchfrei-Beratung

Raucher: »Ich vertrage Champix nicht. Das Rauchverlangen ist zwar vermindert, aber mir ist den ganzen Tag übel. Ich muss das Medikament wohl absetzen.«

Arzt: »Bevor Sie das Medikament absetzen, versuchen Sie zunächst die Dosis zu reduzieren. Das hilft bei Champix in vielen Fällen, um die gewünschte Wirkung zu erhalten und die Nebenwirkungen zu reduzieren.«

> **Ausrede: »Ich kaufe sicher keine zweite Packung. Ich rauche ja nicht mehr.«**
> Unsere Meinung dazu: Die Herstellerfirma empfiehlt nicht ohne Grund eine Einnahmedauer von zwölf Wochen. Wenn Ihnen Champix geholfen hat und Sie das Medikament schon nach der ersten Packung absetzen, kehrt das Rauchverlangen mit ziemlicher Sicherheit zurück und trifft Sie vermutlich ziemlich unvorbereitet. Sparen Sie also nicht zur falschen Zeit am falschen Ort.

11.3   Wichtige Informationen zu verschreibungspflichtigen Medikamenten

Konsultieren Sie Ihren Arzt

Verschreibungspflichtige Medikamente sind, obwohl sie vor der Marktzulassung in diversen Studien überprüft werden, nicht immer und nicht für jeden geeignet. Dies gilt speziell für Menschen mit Vorerkrankungen. Wenn bereits andere Medikamente eingenommen werden, müssen zudem mögliche Wechselwirkungen zwischen den Substanzen beachtet werden. Eine diesbezügliche Einschätzung Ihrer Situation kann nur ein Arzt oder eine Ärztin Ihres Vertrauens vornehmen. Eine entsprechende Beratung ist deshalb unbedingt notwendig. Sie können dann immer noch entscheiden, ob Sie einen Versuch mit Medikamenten unternehmen wollen, sofern Ihr Arzt grünes Licht für diese Therapie gibt. Es hat einen Grund, warum verschreibungspflichtige Medikamente nur nach ärztlicher Beratung vom Arzt rezeptiert werden: Kontraindikationen, die es ja bei fast jedem Medikament gibt, müssen im Vorfeld ausgeschlossen werden.

Bezüglich der Dosierung verweisen wir auf die Produktinformation (Beipackzettel) und die ärztliche Beratung.

Vorsicht vor Internetkäufen!

Wir raten dringend davon ab, sich diese Medikamente ohne ärztliche Konsultation auf anderen Wegen, etwa über das Internet, zu beschaffen. Dies ist in den meisten Ländern illegal, und Sie können auch nicht hundertprozentig sicher sein, dass Sie wirklich erhalten, was Sie bestellt haben. Placebos »wirken« zwar manchmal auch, aber Traubenzucker, den Sie vielleicht statt des richtigen Medikaments erhalten, können Sie sich im Supermarkt wirklich günstiger besorgen.

Alternativprodukte und -methoden

Schadensminderung

Neben verschreibungspflichtigen Medikamenten und Nikotinersatzprodukten gibt es eine lange Liste an Alternativprodukten zum Rauchstopp oder zur Reduktion des Zigarettenkonsums. Wir können hier nur den Stand der Dinge wiedergeben. Es ist aber anzunehmen, dass in den nächsten Jahren etliche neue Alternativen zur Zigarette auf den Markt kommen werden – es sei denn, die Europäische Union verhindert mittels der neuen Tabakproduktrichtlinie und weiterer Maßnahmen die Vermarktung neuer Entwicklungen. So strebt die Kommission zurzeit das Verbot nikotinhaltiger Flüssigkeiten (zum Beispiel für die E-Zigarette) sowie die Aufrechterhaltung des Handelsverbots von Snus außerhalb Schwedens an. Unter dem Aspekt der Schadensminderung ist dieses Verbot unverantwortlich und im Übrigen auch nicht verhältnismäßig. Die Raucherinnen und Raucher wären dann gezwungen, weiter auf das gesundheitsschädlichste Produkt, die Zigarette, zurückzugreifen. In diesem Zusammenhang stellt sich die Frage, warum deutlich weniger schädliche Produkte schärfer reguliert werden sollen. Idealisten gehen davon aus, dass es durch vermehrte Durchsetzung und Umsetzung von Rauchverboten zu einer rauchfreien Welt kommen wird. Machen Sie sich Ihr eigenes Bild.

Rauchen und Wirtschaft

Verfolgen Sie im Internet die Börsenkurse der größten Tabakunternehmen. Sie werden überrascht sein, wie gut sich einige davon entwickeln. Ein Wirtschaftsexperte hat einmal gesagt: »Egal, ob es den Menschen gut oder schlecht geht, geraucht wird immer.« Damit gemeint ist, dass der Absatz von Zigaretten relativ unabhängig von der allgemeinen Wirtschaftslage ist. Aus unseren Daten wissen wir, dass er ähnlich wie bei Grundnahrungsmitteln nach Preiserhöhungen nur moderat zurückgeht. Aus diesem Grund sehen wir es als unabdingbar an, uns auch mit den Alternativen zu Zigaretten auseinanderzusetzen.

Stand der Dinge

Da wir die zukünftige Entwicklung auf dem Sektor der Alternativprodukte nicht abschätzen können, wollen wir die uns bekannten Produkte, auch wenn einige zurzeit nicht zugelassen sind oder keine Handelsgenehmigung besitzen, nicht einfach übergehen, sondern hier diskutieren. Natürlich wollen wir damit nicht zum Kauf solcher Produkte anregen. Andererseits gibt es ein Recht des Konsumenten und Endverbrauchers auf Information, das zu wahren ist. Über nicht zugelassene Produkte, die entweder nachgewiesenermaßen unschädlicher sind als Zigaretten oder dies mit ziemlicher Sicherheit sein werden, nicht zu berichten würde unserer Meinung nach grundlegende Rechte der Raucherinnen und Raucher verletzen.

Regulation statt Verbot

Zusammenfassend ist zu fordern, dass endlich ein allgemeingültiger regulatorischer Rahmen für tabak- und nikotinhaltige

Produkte geschaffen wird. Dieser hätte unter anderem auch eine Risikoeinschätzung für die verfügbaren Produkte vorzunehmen und diese nach Vorlage der Fakten entsprechend objektiv und fair zu behandeln. Zurzeit ist es so, dass das gefährlichste Produkt, die Zigarette, relativ frei gehandelt werden darf, während harmlosere Alternativen diversen Beschränkungen und Verboten unterliegen. In diesem Sinne wäre auch eine angemessen sachliche Kommunikation zu den Risiken rauchfreier Produkte zu fordern. Sie als Konsument oder Konsumentin können die berühmte »informierte Entscheidung« ja nur dann treffen, wenn Sie vorher ausreichend und objektiv informiert worden sind.

Selbstverständlich wären bei der Neuzulassung von Produkten strenge Richtlinien aufzustellen. Notwendig wäre außerdem eine laufende epidemiologische Beobachtung und Kontrolle des Konsumverhaltens in der Bevölkerung. Wir wollen einige Produkte im Folgenden kurz besprechen (vgl. ▫ Abb. 12.1).

▪ Pfeife

Der typische Pfeifenraucher (beachten Sie hier die männliche Form, Pfeifenraucherinnen kennen wir persönlich nicht) pafft und inhaliert somit den Rauch des verbrannten Tabaks nicht bis in die Lunge. Dort, wo der Rauch hingelangt, ist allerdings, wie beim Zigarettenrauchen, das Krebsrisiko erhöht. Paffende Pfeifenraucher haben daher ein erhöhtes Mundhöhlen-, Lippen- und Kehlkopfkrebsrisiko. Da für tabakassoziierte Erkrankungen das Dosis-Wirkungs-Prinzip gilt, ist jedoch zu berücksichtigen, dass Pfeifenraucher meist nicht zu den Kettenrauchern zählen, wie wir das von Zigarettenrauchern kennen. Allein schon aufgrund der Handhabung der Pfeife ist das schwer zu bewerkstelligen. Wenn allerdings Zigarettenraucher auf die Pfeife umsteigen, dann kann es sehr wohl vorkommen, dass der Rauch auch in die Lunge inhaliert wird. Damit ist das Lungenkrebsrisiko ebenso gegeben.

Keine sinnvolle Alternative

▪ Zigarre

Ähnlich wie die Pfeife wird auch die Zigarre gepafft. Allerdings gibt es heutzutage den »ursprünglichen« Zigarrenraucher, der von Anfang an Zigarren und nie Zigaretten geraucht hat, eher selten bis gar nicht. Die Schadstoffmengen, die beim Abrauchen einer Zigarre entstehen, sind als massiv zu bezeichnen. Dementsprechend schwerwiegend sind die Risiken beim Inhalieren dieses Rauches zu bewerten. Der, man sollte es kaum glauben, ist bei früheren oder »gleichzeitigen« Zigarettenrauchern durchaus nachweisbar. Somit stellt auch die Zigarre keine sinnvolle Alternative zur Zigarette dar.

Auch keine sinnvolle Alternative

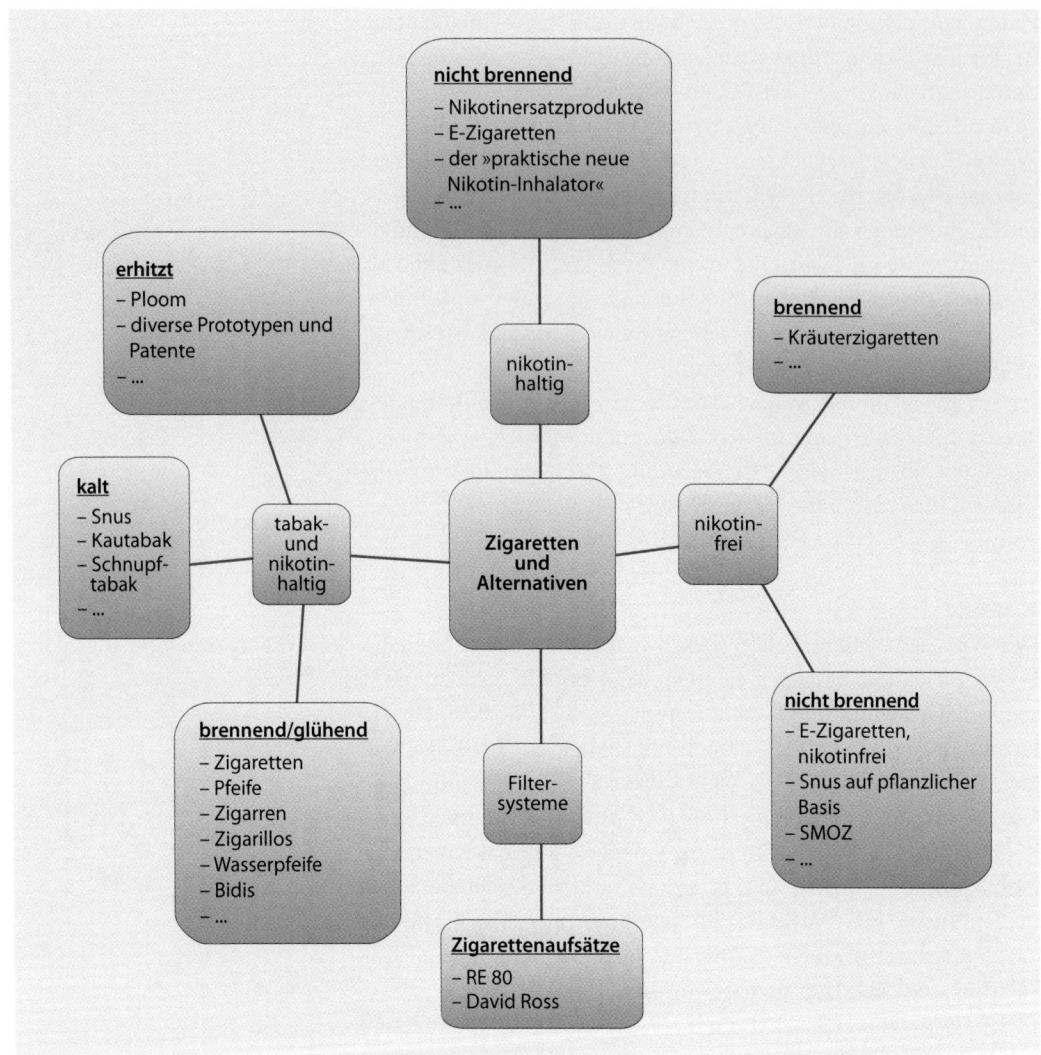

nicht brennend
– Nikotinersatzprodukte
– E-Zigaretten
– der »praktische neue
  Nikotin-Inhalator«
– ...

erhitzt
– Ploom
– diverse Prototypen und
  Patente
– ...

brennend
– Kräuterzigaretten
– ...

nikotin-
haltig

kalt
– Snus
– Kautabak
– Schnupf-
  tabak
– ...

tabak-
und
nikotin-
haltig

**Zigaretten
und
Alternativen**

nikotin-
frei

brennend/glühend
– Zigaretten
– Pfeife
– Zigarren
– Zigarillos
– Wasserpfeife
– Bidis
– ...

Filter-
systeme

nicht brennend
– E-Zigaretten,
  nikotinfrei
– Snus auf pflanzlicher
  Basis
– SMOZ
– ...

Zigarettenaufsätze
– RE 80
– David Ross

☐ Abb. 12.1   Zigaretten und Alternativen dazu. Vorsicht: Nicht alle Alternativen sind sinnvoll!

■ Wasserpfeife

Zurzeit ist die Wasserpfeife (Shisha, Hubble Bubble) bei jungen Menschen modern und chic. Viele haben sie bereits probiert. In diesem Zusammenhang wollen wir mehrere Aspekte kurz anmerken:

Chic, aber schadstoffreich

▬ Durch die glühende Kohle entstehen enorme Kohlenmonoxiddosen.

▬ Das Wasser ist nicht in der Lage, die Schadstoffe zu filtern.

▬ Über die Wasserpfeife können auch Krankheiten übertragen werden, da meist gemeinsam geraucht wird. Neben »harmloseren« Infekten ist hier besonders die Tuberkulose zu erwähnen.

- Zusätzlich zur Wasserpfeife konsumieren viele Raucherinnen und Raucher noch mehr oder weniger große Mengen an Zigaretten.
- Womit die Wasserpfeife außer mit Tabak noch »befüllt« werden kann, bleibt der Fantasie überlassen.

Zugegeben, Ketten-Wasserpfeifenraucher sind uns noch nicht begegnet. Sie wären wohl am ehesten in den diversen Etablissements oder Lokalen zu finden, wo diese »Gerätschaften« angeboten werden. Ein findiger deutscher Konstrukteur hat übrigens eine Wasserpfeife erfunden, bei dem die Kohle durch ein elektrisches Heizgerät ersetzt wird. Damit erspart man sich wenigstens große Kohlenmonoxidmengen.

▪ Snus

Bei Snus handelt es sich um ein rauchfreies Tabakprodukt aus Schweden, das in kleinen Säckchen oder lose in die Mundhöhle eingebracht wird und selbstverständlich auch Nikotin abgibt. Interessanterweise gibt es in Schweden sogar eine tabak- und nikotinfreie Variante auf pflanzlicher Basis. Der Vertrieb ist in EU-Ländern, somit auch Deutschland und Österreich, untersagt, der Besitz ist allerdings gestattet. Was sollte man sonst auch mit all den Schweden machen, die ins europäische Ausland reisen und Snus mit sich führen?

In Schweden ist das Produkt seit über 200 Jahren erhältlich. Es gibt Erzählungen, wonach primär Fischer Snus verwendet hätten – einleuchtend, denn auf einem Fischerboot ist es schwierig, Zigaretten trocken zu lagern. Auch bei schwedischen U-Boot-Besatzungen soll Snus verbreitet sein (in einem U-Boot kann man bekanntermaßen schlecht rauchen). Heute erfreut sich Snus in schwedischen Akademikerkreisen größter Beliebtheit. Dies könnte auch folgenden Grund haben: Epidemiologische Berechnungen weisen darauf hin, dass das Lungenkrebsrisiko bei Snuskonsum im Vergleich zum Zigarettenrauchen extrem erniedrigt ist bzw., scharf formuliert, kaum zu existieren scheint. Wir haben den Nikotinkonsum der männlichen Bevölkerung Österreichs und Schwedens verglichen und dabei folgendes überraschende Ergebnis erhalten: Es gibt in Österreich und Schweden annähernd gleich viele männliche Nikotinkonsumenten, allerdings führen schwedische Männer sich ihr Nikotin zu ca. 40 Prozent über Snus zu. Wenn man nun die Lungenkrebsraten analysiert, zeigt sich, dass diese bei schwedischen Männern nur halb so hoch sind wie bei Österreichern. Schwedische Frauen haben in der Vergangenheit kaum Snus konsumiert, daher findet sich ein entsprechender

Kaum Schadstoffe

Interessante Gesundheitsdaten

Unterschied bei den Lungenkrebsraten im Vergleich zu Österreicherinnen nicht.

Snus und Raucherzahlen

Kritiker werden nun Krebserkrankungen der Mundhöhle ins Feld führen, aber überraschenderweise hat Schweden die niedrigste Rate an Mundhöhlenkrebs in Europa. Außerdem hat Schweden als erstes Land das Ziel der WHO erreicht, den Anteil der Zigarettenraucherinnen und -raucher an der Gesamtbevölkerung auf unter 20 Prozent zu drücken. Dass auch Snus wesentlich dazu beigetragen haben dürfte, wird selten erwähnt. Dies könnte auch daran liegen, dass es politisch nicht gewünscht ist, Snus zu thematisieren. Andererseits war die weitere Erlaubnis für die Produktion und den Vertrieb von Snus in Schweden eine Grundbedingung für den EU-Beitritt des Landes.

Schwedische Produktionsstandards

Besonders erwähnenswert ist, dass die Produktion von Snus in Schweden strengen Auflagen und Kriterien unterliegt, um den Schadstoffgehalt des Produkts so gering wie möglich zu halten. Bei ähnlichen Produkten, speziell aus dem asiatischen Raum, ist hingegen durchaus Vorsicht geboten. Die Konzentration an Schadstoffen kann 1.000- bis 10.000-mal so hoch sein und ist in diesem Fall durchwegs als gesundheitsgefährdend einzustufen.

Wir wollen damit nicht sagen, dass schwedisches Snus harmlos ist, aber die mit seinem Konsum verbundenen Risiken sind wohl um 90 bis 95 Prozent geringer als bei Zigaretten.

▪ Schnupftabak

Süddeutsche Besonderheit

In weiten Teilen Süddeutschlands und den alpinen Regionen ist die Verwendung von Schnupftabak verbreitet. In diesem Fall wird der fein vermahlene Tabak in die Nase eingeatmet. Die Nikotinaufnahme erfolgt über die Nasenschleimhaut relativ rasch. Die Lunge wird dabei wohl vergleichsweise wenig belastet, da weder ein Verbrennungsprozess stattfindet noch Rauch inhaliert wird. Inwieweit eine lokale Gefährdung durch den Tabak entsteht (Nasenkrebs), wird kontrovers diskutiert. Diverse uns bekannte Studien konnten keinen Zusammenhang zwischen der Verwendung von Schnupftabak und einem erhöhten Nasenkrebsrisiko feststellen. Auch hier gilt: »Gesünder« als Zigarettenrauchen wird es wohl sein (obwohl in diesem Zusammenhang bekanntlich fast alles gesünder ist).

▪ Ploom Tabak Pods

Alternative mit Fragezeichen

Bei Ploom handelt es sich ebenfalls um ein Tabakprodukt, bei dem der Tabak nicht verbrannt wird. Ploom ist keine herkömmliche oder elektrische Zigarette, auch wenn es äußerlich daran erinnert, sondern ein Gerät, in dem eine Tabakkapsel auf eine hohe Temperatur erhitzt wird. Der Tabak verbrennt dadurch nicht, sondern es entsteht ein feiner Dampf, der auch Nikotin enthält. Zu den gesundheitlichen Auswirkungen sind bisher öffentlich nur wenig Daten verfügbar. Daten zur epidemiologischen Langzeitwirkung kann es noch nicht geben, da das Produkt erst kurz am Markt ist. Auch in Zukunft wird es schwierig sein, gesundheitliche Auswirkungen neuer Produkte abzuschätzen, speziell, wenn deren Konsumenten gleichzeitig weiterhin auch Zigaretten rauchen.

Ploom wird nach einer kurzen Wartezeit, in der die Kapsel **Anwendung** elektrisch erhitzt wird, wie eine Zigarette geraucht. Der im Gerät enthaltene Akku wird mittels USB-Anschluss oder über die Steckdose aufgeladen. Die Kapseln sind in unterschiedlichen Geschmacksrichtungen von eher traditionell (Camel, B & H) bis exotisch (Dragon) erhältlich. Es ist zu hoffen, dass der Schadstoffgehalt im Dampf, verglichen mit dem Rauch einer herkömmlichen Zigarette, stark verringert ist.

▪ Elektrozigaretten

Das Thema E-Zigaretten beschäftigt zurzeit viele Raucherinnen **Produkt ohne Regulierung** und Raucher, die gesamte Branche und auch die EU-Kommission. Häufig sieht man Raucher oder Ex-Raucher im Lokal mit E-Zigaretten. Obwohl immer betont wird, dass es auch nikotinfreie Varianten von E-Zigaretten gibt, sind etwa 95 Prozent der im EU-Raum vertriebenen Produkte nikotinhaltig. Nach österreichischem Recht ist die E-Zigarette derzeit, sofern sie nikotinhaltig ist, als Medikament klassifiziert. Auch in Großbritannien laufen derartige Bestrebungen. Dies ist vor allem im Hinblick auf die Tatsache interessant, dass gegenwärtig keine einzige Zulassungsstudie im EU-Raum angemeldet ist. Das heißt, dass »Einfach verkaufen und nicht lange herumforschen« auch im Fall der E-Zigarette die Devise der Hersteller ist. Die Daten- bzw. Studienlage ist somit als durchaus dürftig zu bezeichnen. Eine weitere Schwierigkeit ist das »Wuchern« der Herstellerfirmen und Marken. Eine kürzlich durchgeführte Recherche ergab 138 verschiedene E-Zigarettentypen. Insofern ist es überaus schwierig, Aussagen bezüglich Produktstandards und -sicherheit zu treffen.

Eine weitere Frage ist, ob die üblicherweise in E-Zigaretten **Standardisierung notwendig** enthaltene Substanz Propylenglykol (Propandiol) bei langfristiger Inhalation negative Gesundheitseffekte zeigen kann. Gesünder als Zigarettenrauch ist sie vermutlich schon, Daten hierzu fehlen allerdings. Andererseits wurde in einigen Varianten von E-Zigaretten in den USA bereits Ethylenglykol (Ethandiol) gefunden, eine Substanz, die unter anderem auch als Frostschutzmittel verwendet wird – ein weiterer Grund, warum eine Standardisierung, geregelte Zulassung und laufende Kontrollen dringend erforderlich sind. Zurzeit ist kaum abschätzbar, welche Produkte in welcher Stückzahl über das Internet und diverse andere Wege vertrieben werden. Momentan findet man E-Zigaretten vor allem in Apotheken und bei Tabakfachhändlern (Trafiken). Weiters haben wir sie auch schon in sogenannten Ein-Euro-Shops und eigenen kleinen E-Zigaretten-Shops entdeckt.

E-Zigaretten unterscheiden sich in Aufbau, Zusammensetzung und Handhabung stark. Es ist daher zu hoffen und zu fordern, dass es zu einer entsprechenden Standardisierung und Kontrolle der Produkte kommt.

▪ Der »praktische neue Nikotin-Inhalator« (Produktname noch nicht verfügbar)

Alternative mit Fragezeichen

Der neue Nikotin-Inhalator sieht einer konventionellen Zigarette sehr ähnlich. Das Mundstück ist mit einer kleinen Klappe versehen, und der Atemzug steuert die Nikotinaufnahme. Es handelt sich weder um eine elektronische Zigarette, noch ist Tabak enthalten, und es findet auch keine Verbrennung oder Erhitzung statt. Das Gerät besteht aus zwei Teilen: einer Aluminiumpatrone, die Nikotin enthält, und einem zigarettenartigen Mundstück, das über die Patrone befüllt werden kann. Da das System bei der Verwendung nicht angezündet wird, sollte es sich um ein sehr reines Nikotinzulieferungssystem handeln. Das Inhalationssystem ist als Medizinprodukt eingestuft und durchläuft deshalb noch diverse Testverfahren. Die entsprechenden Studienergebnisse bleiben abzuwarten. Offenbar ist eine Markteinführung primär in Großbritannien vorgesehen.

▪ Nikotinfreie Zigaretten/Kräuterzigaretten

Keine sinnvolle Alternative

Durch den Abbrandprozess inhaliert man bei nikotinfreien bzw. Kräuterzigaretten wohl genauso viele Schadstoffe wie mit »richtigen« Zigaretten, nur das Nikotin fehlt. In Österreich hat das Gesundheitsministerium die Kräuterzigaretten deshalb vom Markt genommen (wenn Sie heute Zigaretten erfinden würden, bekämen diese aufgrund ihrer Gefährlichkeit auch keine Zulassung). Wirkungsstudien zu Kräuterzigaretten sind uns auch keine bekannt. Es scheint jedoch, dass Raucherinnen und Raucher dazu tendieren, Kräuterzigaretten besonders tief zu inhalieren, um an das – nicht vorhandene – Nikotin zu kommen. Dies ist der Gesundheit auch nicht besonders zuträglich.

▪ RE80-Filter

Filter und Inhalationstiefe

Laut Messungen des Labors Ökolab vermindert der RE80-Filter, sofern dieser unter standardisierten Bedingungen verwendet wird, die Aufnahme von Schadstoffen. Dies gilt wohl auch für die »Wirkstoffe« der Zigarette. Weiters gibt oder gab es den Filter in verschiedenen »Stärken«. Eine Kompensation (tieferes Inhalieren oder vermehrtes Rauchen) sollte zumindest beim stärksten Filter nur schwer möglich sein. Allerdings kann man den Filter ja jederzeit von der Zigarette entfernen.

- **David–Ross-Filter**

Bei diesem Produkt handelt es sich um durchsichtige Filteraufsätze für die Zigarette. Diese sind ebenso im Tabakfachhandel erhältlich. Inwieweit der Rauch wirklich gefiltert wird, ist uns nicht bekannt. Allerdings ist durch die Transparenz schön ersichtlich, was man an dunkelgrauen Schadstoffen in die Lunge saugt. Und einmal ehrlich: Jemand, der diesen Filter verwendet, ist wohl mit seinem Zigarettenkonsum nicht mehr ganz zufrieden.

Teerstoffe sichtbar

- **SMOZ**

SMOZ ist eine Zigarettenimitation, die diverse Geschmacksstoffe (Zitrone, Erdbeere …), aber kein Nikotin enthält. Zumindest ist es etwas, das die Hände beschäftigt und in diesem Sinne die Zigarette ersetzen kann. Das Produkt ist laut Herstellerangabe in Santiago de Compostela entwickelt worden (und da muss es wohl helfen).

Zigarettenimitation

- **Alternativmethoden zur Raucherentwöhnung: (Laser-) Akupunktur, Homöopathie und Hypnose**

Sie haben sicher schon von diesen Alternativmethoden zur Raucherentwöhnung gehört. Wissenschaftliche Untersuchungen dazu findet man kaum, andererseits berichten immer wieder Menschen, es sei ihnen gelungen, mit einer dieser Methoden das Rauchen einzustellen. Wir haben nichts gegen Alternativmethoden. Allerdings haben wir mangels entsprechender Daten auch nichts »dafür«. Wenn sie nicht zu großen finanziellen Aufwand bedeuten und Sie an deren Wirkung glauben, dann probieren Sie sie einfach aus. Erwarten Sie sich davon, wie von allen anderen Produkten und Methoden, eine Hilfestellung und kein Wunder. Auf keinen Fall sollten Sie sich im Sessel zurücklehnen und warten, was passiert. Der feste Vorsatz, mit dem Rauchen aufzuhören, und ein wenig Eigeninitiative werden schon notwendig sein. Am besten legen Sie den Tag X Ihres Rauchstopps auf den Tag der ersten Anwendung. Wenn Sie den Eindruck haben, dass Ihnen die gewählte Methode hilft, spricht nichts gegen eine Wiederholung der Anwendung. Bedenken Sie, dass nicht alle Methoden und Produkte für jeden geeignet sind. Bei den jeweiligen Landesärztekammern

Alternativmethoden

können Sie eine Liste mit anerkannten und geprüften Homöopathen und Akupunkteuren erhalten.

Da wir neugierig sind, welche Methoden und Produkte Sie ausprobiert haben bzw. was gerade »in« ist, freuen wir uns, wenn Sie uns eine E-Mail schreiben (buch@nikotininstitut.at).

Episode aus der Rauchfrei-Beratung

Raucherin: »Ich habe in der Zeitung einen Artikel über eine neue Methode gelesen, die einen 95-prozentigen Erfolg beim Rauchstopp verspricht und eine Geld-zurück-Garantie gibt. Was halten Sie davon?«

Beraterin: »Wenn Sie mir versprechen, dass Sie Ihr Geld wirklich zurückfordern, dann probieren Sie es aus – vorausgesetzt, es ist nicht zu teuer und ungefährlich.«

Raucherin: »Müssten Sie als Ärztin nicht davon abraten?«

Beraterin: »Wenn Sie damit einen ernsthaften Versuch starten, das Rauchen zu beenden, warum sollte ich dagegen sein?«

12

Gewichtszunahme und Rauchstopp

Schwerwiegendes Thema

Gerade in Österreich und Deutschland ist die Angst vor einer Gewichtszunahme nach dem Rauchstopp sehr ausgeprägt. Im übrigen Europa ist dieses Thema nicht derart wichtig, wie entsprechende Umfragen bestätigen. Ein Grund dafür mag sein, dass die Gewichtszunahme in unseren Breiten eines der gesellschaftlich am ehesten akzeptierten Argumente für das Weiterrauchen ist. Jede Raucherin, die ihr Weiterrauchen mit der Angst vor der Gewichtszunahme rechtfertigt, erspart sich meist eine Menge Diskussionen mit dem sozialen Umfeld.

Gewichtszunahme ist kein Naturgesetz

Eines gleich vorweg: Sie müssen nach Ihrem Rauchstopp nicht unbedingt an Gewicht zunehmen. Sie werden es kaum glauben, aber etwa ein Drittel der Raucherinnen und Raucher, die an unseren Betreuungsprogrammen teilnehmen, verlieren sogar ein paar Kilos. Uns hat interessiert, was diese Menschen von den anderen unterscheidet bzw. was sie anders machen als die Ex-Raucherinnen und -Raucher, die zunehmen. Darauf kommen wir noch zu sprechen.

Bei einem weiteren Drittel unserer Ex-Raucher verändert sich das Gewicht kaum bis gar nicht. Beim letzten Drittel zeigt sich eine Gewichtszunahme, wobei hier eine weitere Differenzierung notwendig ist: Nur ein geringer Prozentsatz nimmt deutlich zu, bei allen Übrigen kommt es lediglich zu einer moderaten Gewichtszunahme. Der berühmte Raucher, der 10 Kilogramm zugenommen hat, ist uns bei unseren rund 5.000 Programmteilnehmern erst ein einziges Mal untergekommen. Es handelte sich um einen Herrn, der vor dem Rauchstopp mit einer strikten Diät 16 Kilogramm abgenommen hatte. Nach dem Rauchstopp beendete er seine Diät und nahm – welch Wunder – wieder zu. Natürlich wollen wir damit nicht sagen, dass es das Gewichtsproblem beim Rauchstopp nicht gibt, aber es ist wohl nicht ganz so ausgeprägt, wie Raucherinnen und Raucher in unseren Breiten annehmen. Außerdem findet der Rauchstopp häufig in einem Alter statt, in dem auch Nichtraucherinnen und Nichtraucher an Gewicht zulegen. Im Durchschnitt nehmen Ex-Raucher im ersten Nichtraucherjahr etwa 1,5 Kilogramm zu. Eine umfassende Ernährungsberatung würde den Rahmen und die Zielsetzung dieses Buches sprengen, aber wir wollen versuchen, Ihnen zumindest einige Hinweise und Tipps zu geben.

Das erfolgreichste Drittel

Lassen Sie uns einmal schauen, was das erfolgreichste Drittel anders macht und ob wir von diesen Ex-Rauchern etwas lernen können. Analysieren wir gemeinsam Ihr Ernährungsverhalten, bevor wir versuchen, Ihr Wohlfühlgewicht mit dem Rauchstopp in Einklang zu bringen. Ziel ist, dass Sie mit unseren Tipps zu dem erfolgreichsten Drittel der Ex-Raucherinnen und -Raucher gehören.

Tab. 13.1	Der Body Mass Index (BMI) und was er bedeutet
BMI	**Gewichtsklassen**
Unter 18,5	Untergewicht
18,5–24,9	Normalgewicht
25,0–29,9	Übergewicht
30,0–39,9	Schweres Übergewicht, Adipositas (Fettsucht)
Über 40	Extremes Übergewicht, morbide Adipositas (massive Fettsucht)

13.1 Wie ist Ihre Ausgangslage?

Essen Sie gerne? Ja, natürlich! Wir übrigens auch! Essen ist lebensnotwendig und hat nebenbei auch eine große soziale und kulturelle Bedeutung – übrigens im Gegensatz zum Rauchen, das es erst seit 150 Jahren gibt. Rauchen müssen Sie nicht, um leben zu können, essen sehr wohl. Die Frage ist also nicht, ob Sie essen sollen bzw. dürfen oder nicht, sondern wann, was und wie viel Sie zu sich nehmen. Letztendlich entscheidet immer noch das Verhältnis von Energiezufuhr (Gesamtmenge der zugeführten Kalorien) und Verbrauch darüber, ob Sie zunehmen oder nicht.

Wir wollen in diesem Kapitel gezielt Personengruppen ansprechen, bei denen wir in der Praxis mit dem Rauchverhalten in Zusammenhang stehende Gewichtsprobleme gefunden haben, sowie Gruppen, die das Körpergewicht besonders häufig thematisieren. Überlegen Sie, ob Sie zu einer dieser Gruppen gehören.

Essen ist lebensnotwendig

13.1.1 Haben Sie bisher versucht, Nahrung durch Zigaretten einzusparen?

Gerade junge Leute – vor allem junge Damen – und gestresste Menschen, die wenig Zeit zum Essen haben, neigen manchmal dazu, Mahlzeiten durch Zigaretten zu ersetzen. Obwohl wir keine Fans des Body Mass Index (BMI) sind, empfehlen wir ihn in diesem Fall als Richtwert, damit Sie sich selbst besser einschätzen können (vgl. **Tab. 13.1**). Ihren BMI berechnen Sie nach folgender Formel:

$$BMI = \frac{K\ddot{o}rpergewicht\ in\ kg}{\left(K\ddot{o}rpergr\ddot{o}\beta e\ in\ m\right)^2}$$

Rauchen statt essen

Ehrlich gesagt, ist bei einem sehr niedrigen BMI (unter 20) eine moderate Gewichtszunahme sogar aus medizinischen Gründen anzuraten. In den Medien hört man natürlich meistens nur vom Problem des Übergewichts, obwohl wir in unserer Gesellschaft auch das Untergewichtsproblem kennen und interessanterweise zunehmend auch bei jungen Männern feststellen. Falls Sie zu der Gruppe von Menschen gehören, die geraucht haben, um nicht zu essen, dann werden Sie mit dem Rauchstopp vermutlich »automatisch« an Gewicht zulegen. Es fehlt Ihnen ein Kompensationsmechanismus. Sollte Ihr Ausgangs-BMI über 30 liegen, ist eine verstärkte Kontrolle der Nahrungsaufnahme während und auch einige Zeit nach dem Rauchstopp anzuraten.

13.1.2 Ernähren Sie sich sehr kohlenhydratreich?

Tendieren Sie zum vermehrten Konsum von Kohlenhydraten? Kennen Sie das Gefühl, dass Sie eine Tafel Schokolade auf einmal aufessen könnten, und machen Sie dies ab und zu? Wie häufig passiert Ihnen das? Manche Menschen kennen dieses Gefühl gar nicht. Wenn Sie dem Heißhunger auf Süßes täglich nachgeben, dann ist dies möglicherweise auch ohne Rauchstopp eine für Ihr Gewicht ungünstige Verhaltensweise. Versuchen Sie, Alternativen zum häufigen Konsum von Süßigkeiten zu finden.

13.1.3 (Ältere) Personen mit niedrigem Grundumsatz

Grundumsatz

Vor allem Männer, die das 65. Lebensjahr bereits passiert haben, müssen manchmal aus gesundheitlichen Gründen das Rauchen einstellen. Während die Einsicht in die Notwendigkeit eines Rauchstopps meist durchaus vorhanden ist und der Rauchstopp oft auch gut gelingt, ist diese Gruppe aus unterschiedlichen Gründen mitunter wenig bereit, auf Ernährungsgewohnheiten oder Änderungen derselben zu achten. Hier haben wir in manchen Fällen auch eine stärkere Gewichtszunahme vorgefunden. Erklärbar ist diese natürlich auch durch einen alters- und/oder lebensstilbedingt niedrigeren Grundumsatz. Bei wenig Bewegung wird auch wenig Energie benötigt. Wenn es jemanden nicht stört, dass er/sie zunimmt, oder keine Bereitschaft vorhanden ist, etwas am Essverhalten zu ändern, dann ist eine Intervention schwierig. Das gesundheitliche Risiko durch eine Gewichtszunahme ist aber meistens (abhängig vom Ausgangsgewicht) im Vergleich zu den

Risiken des Weiterrauchens vernachlässigbar. Bis auf ganz seltene Ausnahmen ist es fast immer besser, mit dem Rauchen aufzuhören und eine Gewichtszunahme in Kauf zu nehmen.

13.1.4 Sportliche und ernährungsbewusste Ex-Raucher

Obwohl Gewichtsprobleme gerade von Rauchern mit einem ansonsten eher gesunden Lebensstil häufig thematisiert werden, kommen sie in dieser Gruppe nur selten und wenn, dann in sehr moderater Form vor. Zum einen sind diese Ex-Raucher wegen ihrer sportlichen Betätigung und bewussten Ernährung ohnehin wenig gefährdet, an Gewicht zuzunehmen, und zum anderen werden die sportlichen Aktivitäten nach dem Rauchstopp meist sogar noch intensiviert. Dies liegt häufig daran, dass die Beschäftigung mit dem Körpergewicht für diese Gruppe selbstverständlich ist. Wenn man gewohnt ist, Sport zu treiben, fällt die Steigerung solcher Aktivitäten auch nicht so schwer.

13.1.5 Menschen, die sich große Sorgen um ihr Gewicht machen

Auch diese Gruppe von Menschen wird erfahrungsgemäß durch den Rauchstopp keine großen Gewichtsprobleme entwickeln, da sie ihr Körpergewicht ohnehin laufend kontrollieren und bei den geringsten Anzeichen einer Gewichtszunahme Gegenmaßnahmen ergreifen. Das bedeutet: Die Nahrungsaufnahme wird reduziert und/oder das Sportprogramm intensiviert. Manche greifen natürlich auch sofort zur Zigarette, wenn die Waage nur einige Gramm mehr anzeigt. Obwohl rein medizinisch gesehen hier kaum Probleme mit der tatsächlichen Gewichtszunahme zu erwarten sind, erleben diese Menschen bereits geringe Veränderungen als sehr dramatisch. Schon die gedankliche Auseinandersetzung mit dem Thema verursacht Stress oder Unruhe und kann vom erfolgreichen Rauchstopp ablenken. Wenn Sie sich zu dieser Gruppe zählen, dann lassen Sie sich auf keinen Fall von Ihrem Vorhaben, das Rauchen zu beenden, abhalten. Medizinisch gesehen, ist es immer besser, das Rauchen einzustellen und das eine oder andere Kilo mehr auf den Rippen zu haben, als die Lungexxx mit Schadstoffen zu überfluten. Versuchen Sie entspannter an die Angelegenheit heranzugehen.

Angst vor Gewichtszunahme

13.2   In welcher Weise beeinflusst Rauchen den Stoffwechsel?

Nikotin und Stoffwechsel

Rauchen verschlechtert fast alle stoffwechselrelevanten Parameter. Der Spiegel des »guten« Cholesterins (HDL) im Blut sinkt, während der des »schlechten« Cholesterins (LDL) steigt. Wichtig für die Gesundheit ist immer der Verhältnis zwischen beiden Werten, und dieses wird durch Rauchen ungünstig beeinflusst – ein Effekt, der reversibel ist, wenn man das Rauchen einstellt. Zusätzlich wird angenommen, dass der Rauchstopp den Glukose-(Zucker-)Stoffwechsel verbessert.

Der Grundumsatz von Rauchern ist gegenüber Nichtrauchern geringfügig erhöht. Üblicherweise lässt sich dies durch ein bisschen mehr an Bewegung ausgleichen. Falls Sie sich bisher »überhaupt nicht bewegt« haben, könnten Sie, wenn Sie eine Gewichtszunahme fürchten, mit kleinen, schnelleren Spaziergängen um den Häuserblock beginnen.

13.3   Was passiert bei bzw. nach dem Rauchstopp?

Helfen Sie Ihrem Körper bei der Umstellung

Der Stoffwechsel stellt sich nach dem Rauchstopp um, und Ihr Körper gewöhnt sich langsam wieder an das Nichtrauchen. Manchen Ex-Rauchern fällt es schwer, Rauchverlangen und Hungergefühl auseinanderzuhalten. Andere haben wiederum überhaupt keine Probleme damit. Wenn Sie zur ersteren Gruppe gehören, empfehlen wir, dass Sie Ihr Gewicht regelmäßig kontrollieren und auf Ihre Ernährungsgewohnheiten achten. Stärkere Gewichtszunahmen sind üblicherweise durch eine erhöhte Nahrungsaufnahme bedingt. Dabei kommt es natürlich stark auf die Auswahl der Nahrungsmittel an. Im Rahmen dieses Buches können wir nur eine Faustregel vermitteln: Bevorzugen Sie frische, möglichst wenig verarbeitete Nahrungsmittel, die sättigen, aber nicht viele Kalorien enthalten, wie Gemüse, Obst, Hülsenfrüchte, Milchprodukte sowie mageres Fleisch und Geflügel. Von vielen Gemüsesorten (zum Beispiel Gurken, Karotten, Paprikaschoten, Tomaten) können Sie sogar so viel essen, wie Sie wollen, andere Gemüse- und Obstsorten sind recht fettreich (zum Beispiel Avocados) oder stark zuckerhaltig (etwa reife Bananen) und sollten daher in der Umstellungsphase nach dem Rauchstopp etwas seltener auf dem Speiseplan stehen.

13.4 Kann Nikotinersatz bei der Gewichtskontrolle helfen?

Diverse Untersuchungen haben gezeigt, dass die richtige Verwendung von Nikotinersatzmitteln eine Gewichtszunahme bremsen kann. Falls Sie zu den Menschen gehören, die dazu tendieren, beim Rauchstopp Gewicht zuzulegen, raten wir Ihnen, sich mit der Verwendung von Nikotinpflastern auseinanderzusetzen. Pflaster scheinen zur »Gewichtskontrolle« beim Rauchstopp deshalb besonders geeignet, weil sie für einen kontinuierlichen Nikotinspiegel im Körper sorgen.

Nikotinersatz kann helfen

13.5 Ist eine Gewichtszunahme immer schlecht?

Bei Raucherinnen und Rauchern, die bereits an einer tabakassoziierten Erkrankung leiden, besteht häufig ein Untergewichtsproblem. Dies ist nicht so bekannt, deswegen erwähnen wir es hier ausdrücklich. Gerade bei Menschen, die an einer chronisch obstruktiven Lungenerkrankung (COPD) leiden, ist eine Gewichtszunahme aus medizinischer Sicht oft überaus erstrebenswert. Auch die Betroffenen wünschen sich dies in fast allen Fällen und versuchen mitunter schon seit Längerem verzweifelt, zuzunehmen. Durch den Rauchstopp fällt dies manchen Patienten leichter. Mehr als ein paar Kilo sind aber meistens nicht zu erreichen.

Auch bei anderen Untergewichtigen wäre eine Gewichtszunahme aus medizinischer Sicht wünschenswert, aber in den meisten Fällen sehen das die Betroffenen anders. Manche sind sogar richtig stolz auf ihr Untergewicht.

Gewichtszunahme manchmal wünschenswert

13.6 Was können wir von Ex-Rauchern lernen, die nach dem Rauchstopp nicht zunehmen?

Offenbar ist es so, dass diese Raucherinnen und Raucher ihren erfolgreichen Rauchstopp zum Anlass nehmen, ihr Leben auch in anderen Bereichen gesünder zu gestalten. Dies scheint mehr oder weniger automatisch zu passieren. Wir sprechen dies in unseren Beratungsprogrammen nicht direkt an. Vielleicht macht sportliche Betätigung oder generell Bewegung einfach mehr Freude, wenn man wieder etwas mehr Luft bekommt. Zudem möchten einige möglicherweise austesten, ob sich die Leistungsfähigkeit nach dem Rauchstopp verbessert oder erholt hat. Offensichtlich

Von anderen lernen

handelt es sich um Menschen, die ihre Erfahrungen positiv wahrnehmen und auch bereit sind, weiter an sich selbst zu arbeiten. Orientieren Sie sich an dieser Gruppe!

13.7   Bewegung ist (fast) immer günstig

Bewegung bringt Wohlbefinden

Falls Sie über 35 sind und schon lange keinen Sport mehr getrieben haben oder eine Vorerkrankung besteht, empfehlen wir zu Beginn eine ärztliche Untersuchung. Speziell, wenn bereits eine tabakassoziierte oder andere Erkrankung diagnostiziert wurde, sollten Sie den ärztlichen Rat nicht außer Acht lassen. Auch bei starkem Übergewicht ist nicht jede Bewegungsart optimal. In diesem Fall sollten Sie eher eine gelenkschonende Betätigung wählen, zum Beispiel Schwimmen oder Radfahren – oder Sie probieren Nordic Walking aus.

Regelmäßigkeit

Ansonsten gilt zu Beginn: Weniger ist mehr. Wichtig ist, eine gewisse Regelmäßigkeit aufzubauen. Dies soll hier am Beispiel Laufen abgehandelt werden, da es sich dabei um eine Bewegungsart handelt, die man fast immer und überall durchführen kann. Bis auf passendes Schuhwerk braucht man keine besondere Ausrüstung dafür. Außerdem handelt es sich beim Laufen um eine relativ energieintensive und somit »zeitgünstige« Tätigkeit (das von den US-Amerikanern geprägte Motto »Zeit ist Geld« wird ja auch in unseren Breiten immer wichtiger – wie immer man das sehen mag).

Zugang zur Bewegung

Zurück zur Bewegung bzw. zum Laufen: Beginnen Sie langsam, vor allem, wenn Sie sich in den letzten Jahren wenig bewegt haben. Wichtig ist, dass Sie wieder einen Zugang zu regelmäßiger Bewegung finden, die auch Spaß macht. Wir würden daher empfehlen, mit 20 Minuten zügigem Gehen zu starten. Toll wäre es, wenn Sie dies jeden zweiten Tag in Ihrem Tagesablauf unterbringen könnten. Nehmen Sie sich die Zeit. Es geht nicht darum, dass Sie möglichst schnell möglichst weit laufen, sondern um einen sinnvollen Aufbau Ihrer Kondition. Steigern Sie in der zweiten Woche Ihr Pensum auf 25 Minuten, und erhöhen Sie gegen Ende dieser Woche auf 30 Minuten. In der dritten Woche könnten Sie bereits versuchen, kürzere Etappen Ihrer Strecke zu laufen. Joggen Sie 5-mal 2 Minuten, und gehen Sie dazwischen jeweils etwa 3 Minuten langsam. Dieses Intervalltraining hilft, sich rasch an das Laufen zu gewöhnen. Ab der vierten Woche können Sie beginnen, 4-mal 3 Minuten zu laufen, und danach steigern Sie Ihre Laufzeit um je 1 Minute pro Woche, bis Sie etwa 30 Minuten durchlaufen können. Die Umsetzung dieses Programms dauert einige Zeit, die

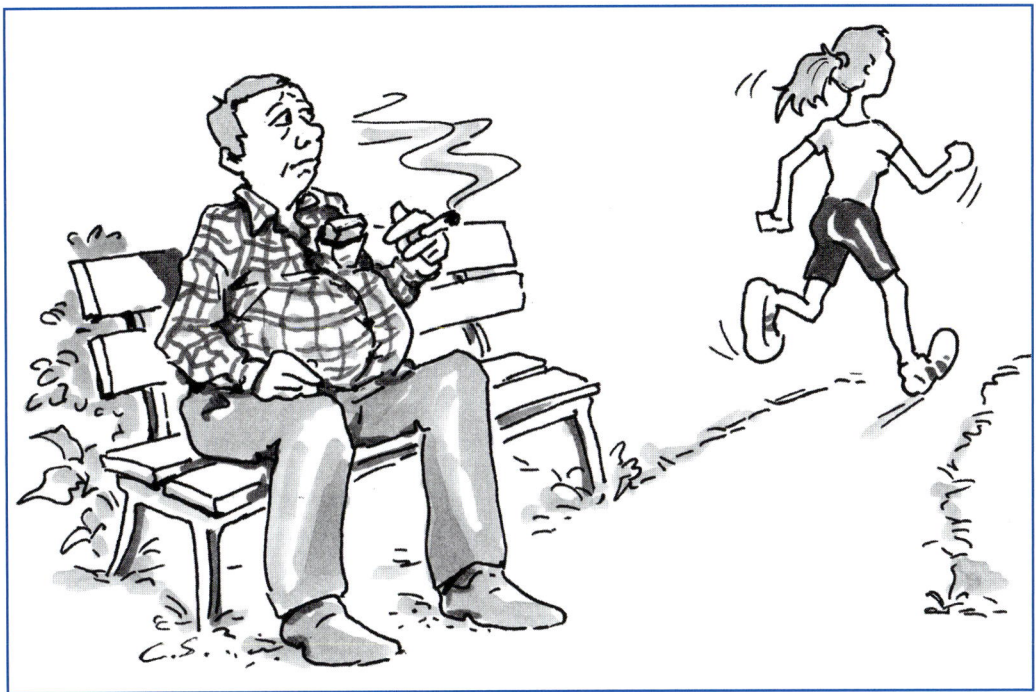

□ **Abb. 13.1** Bewegung hilft

Sie sich aber auf jeden Fall nehmen sollten. Nur so lässt sich auch
langfristig Spaß an der Bewegung finden (□ Abb. 13.1).

Falls Sie mit dem Laufen nichts anfangen können, dann suchen Sie sich eine andere Bewegungsform, die Sie gerne ausüben.
Optimal ist eine möglichst gleichmäßige Art der Bewegung, die
Sie mindestens zweimal in der Woche unterbringen können. Doch
auch wenn Sie sich nur einmal pro Woche sportlich betätigen, ist
das ein guter Anfang und auf jeden Fall besser, als auf der Couch
fernzusehen. Sie werden sehen: Ein gemütlicher Abend auf der
Couch ist nach dem Sport noch viel angenehmer, und Sie werden
die Erholung richtig genießen können.

Alternativen

13.8 Kohlenhydratabhängigkeit

Eine unserer Untersuchungen hat vor einigen Jahren ergeben, dass
ein nicht unbeträchtlicher Anteil der Raucher auch häufig Verlangen nach Süßigkeiten verspürt (etwa 37 Prozent der Raucher
im Vergleich zu etwa 28 Prozent der Nichtraucher), in einzelnen
Fällen sogar mehrmals täglich. Gehören Sie zu dieser Gruppe?

Genuss mit Maß und Ziel

Dann überlegen Sie, ob Sie Schokolade und andere Süßigkeiten durch zucker- und kalorienärmere Alternativen ersetzen können. Wir wissen schon: Eine Karotte ist keine Sachertorte, aber in der ersten Zeit nach dem Rauchstopp ist eine Beobachtung und gegebenenfalls Kontrolle Ihres Essverhaltens sinnvoll. Achten Sie vor allem darauf, ob Sie mehr Süßigkeiten als vorher konsumieren, und wenn ja, versuchen Sie sich an dieser Stelle ein bisschen einzuschränken. Niemand sagt, dass Sie gänzlich auf Süßes verzichten sollen, aber die Devise ist in diesem Fall: Genuss mit Maß und Ziel.

13.9   Body Mass Index (BMI) versus Wohlfühlgewicht

Wohlfühlgewicht

Während der Body Mass Index für das Körpergewicht starre Normen vorgibt, ist das »Wohlfühlgewicht« eine sehr individuelle Größe. In den letzten Jahren wird vermehrt diskutiert, inwieweit der Body Mass Index zur alleinigen Beurteilung des Körpergewichts ausreicht bzw. sinnvoll ist. Ein Körpergewicht, das man nur durch ständiges Hungern halten kann, ist kein Zustand, mit dem der oder die Betroffene glücklich sein kann. Finden Sie das Körpergewicht, das zu Ihnen passt, und lassen Sie sich nicht durch die Medien (oder Ihren Partner/Ihre Partnerin?) eine Idealvorstellung aufzwingen. Natürlich gibt der Body Mass Index einen gewissen Richtwert vor, der in manchen Belangen auch seine Berechtigung hat.

13

> **Ausrede: »Ich will nicht zunehmen, deshalb rauche ich weiter.«**
>
> Unsere Meinung dazu: Eine Gewichtszunahme nach dem Rauchstopp ist nicht zwingend. Sie haben es selbst in der Hand. Es gibt sogar Menschen, die nach dem Rauchstopp abnehmen. Wenn Sie große Sorgen bezüglich Ihres Gewichts haben, dann steigern Sie Ihre körperliche Aktivität, und kontrollieren Sie Ihr Gewicht auf der Waage. Auch Nikotinersatzprodukte können helfen, eine eventuell auftretende Gewichtszunahme einzugrenzen. Medizinisch betrachtet, ist es außerdem fast immer gesünder, zuzunehmen, als weiter zu rauchen.

Ausrede: »Ich bekomme Heißhunger, wenn ich nicht rauche.«

Unsere Antwort darauf: Sind Sie sicher, dass es Heißhunger und nicht Rauchverlangen ist? Versuchen Sie Ihr Hungergefühl vom Rauchverlangen zu unterscheiden. Das Rauchverlangen lässt ganz bestimmt nach einer gewissen Zeit nach. Auftretendes Hungergefühl sollte Sie nicht vom Rauchstopp abhalten. Sie haben vermutlich viele Jahre geraucht, und Ihr Körper braucht jetzt einige Zeit, um sich an das Nichtrauchen zu gewöhnen.

Ausrede: »Mein Nachbar hat zu rauchen aufgehört und zehn Kilo zugenommen – das will ich nicht!«

Unsere Meinung dazu: Haben Sie Ihren Nachbarn gewogen, bevor er zu rauchen aufgehört hat? Hat Ihr Nachbar den Rauchstopp vielleicht gar als Ausrede für vermehrtes Essen verwendet, oder war ihm die Gewichtszunahme völlig egal? Nebenbei bemerkt, ist uns nur ein Fall bekannt, in dem vor dem Rauchstopp intensive und begrenzt sinnvolle Diätprogramme durchgeführt wurden. Das Durchschnittsalter der Rauchstoppwilligen liegt nach unseren Daten bei 48 Jahren, und in diesem Alter neigen viele Menschen – auch solche, die nie geraucht haben – dazu, Gewicht zuzulegen.

Ausrede: »Ich bin ohnehin schon übergewichtig, ein Rauchstopp würde das Problem noch verstärken.«

Zum Nachdenken: Wenn Sie übergewichtig sind und rauchen, dann haben Sie zwei Risikofaktoren, die sich gegenseitig vielfach verstärken. Schließen Sie wenigstens das Rauchen aus – ein Risikofaktor reicht völlig aus. Mit ein wenig körperlicher Betätigung und ein bisschen mehr Kontrolle über Ihre Ernährung wird es Ihnen möglich sein, den Rauchstopp ohne massive Gewichtszunahme zu bewältigen.

Ausrede: »Ich habe schon einmal aufgehört und fünf Kilo zugenommen. Als ich wieder zu rauchen begonnen habe, waren die Kilos wieder weg.«

Unsere Meinung dazu: Sind Sie sich sicher, dass es wirklich so war? Machen Sie sich nicht etwas vor? Nach unserer Erfahrung bleibt bei rückfälligen Rauchern das Körpergewicht eher gleich. Die Zigarette ist kein sicheres und geeignetes »Diätmittel«. Es rentiert sich folglich nie, wieder mit dem Rauchen zu beginnen, nur um abzunehmen.

13

5-Wochen-Fahrplan

Fünf Wochen

Für Raucherinnen und Raucher, die sich einen Fahrplan mit Zeitangaben wünschen, haben wir den folgenden 5-Wochen-Plan zusammengestellt. Warum fünf Wochen? Es handelt sich dabei um einen ausgetesteten Mittelweg zwischen dem schnellen Rauchstopp und dem längerfristigen Vorhaben, das Rauchen einzustellen. Ein Rauchstopp innerhalb der ersten fünf Wochen nach dem »Startschuss« hat sich nach unserer Erfahrung bewährt. Bei manchen Rauchern schwankt die Motivation ziemlich rasch: Heute ist die Motivation groß, und in einigen Wochen sieht die Welt wieder ganz anders aus. Wir raten deshalb zu einem eher raschen Vorgehen. Besser heute als morgen mit dem Rauchen aufhören, ist unsere Devise. Andererseits schadet es natürlich nicht, bereits vor dem Rauchstopp Reduktionsversuche zu unternehmen. Oft lässt sich mit ein wenig Anstrengung etwa ein Drittel der Zigaretten einsparen. Sie können natürlich auch sofort von 40 auf null Zigaretten gehen. Gerade in diesem Fall würden wir zu einer entsprechenden Substitution von Nikotin raten, doch auch bei der Reduktionsmethode können Sie es sich damit leichter machen.

14.1   Woche 1

Vorbereitung

Bereiten Sie sich auf den Rauchstopp vor: Lesen Sie die ersten vier Kapitel dieses Buches. Überlegen Sie sich dabei Ihre Motive und Gründe für Ihre Unzufriedenheit mit dem Rauchen. Analysieren Sie Ihr Rauchverhalten mithilfe des Fagerström-Tests für Nikotinabhängigkeit (▶ Kap. 1), mit dem Raucherprotokoll (▶ Kap. 4) oder mit anderen beschriebenen Methoden. Versuchen Sie dabei bereits, die Zahl der gerauchten Zigaretten zu reduzieren. Falls dies nicht gelingen sollte, lassen Sie sich dadurch nicht beunruhigen. Probieren Sie verschiedene Hilfsmittel (Nikotinpflaster, Nikotinkaugummi, Inhalator …) aus, und schauen Sie, ob für Sie etwas Passendes dabei ist. Sollten Sie die Einnahme verschreibungspflichtiger Medikamente in Erwägung ziehen, dann wäre spätestens jetzt ein Beratungsgespräch bei einem Arzt ihres Vertrauens angebracht. Bei rezeptfreien Produkten können Sie sich auch (zusätzlich) von Ihrem Apotheker beraten lassen. Eine Beschreibung der für die Nikotinersatztherapie geeigneten Mittel finden Sie auch in ▶ Kap. 10. Wenn Sie keinen »Geheimversuch« unternehmen wollen (davon raten wir Ihnen ab), dann sollten Sie Ihr Umfeld informieren und sich nach Unterstützung umsehen.

14.2   Woche 2

Überlegen Sie sich, auf welches Datum Sie Ihren ersten rauchfreien Tag legen und wie Sie diesen gestalten wollen. Wir wissen
natürlich nicht, was Sie gerne machen, aber optimalerweise halten
Sie sich an diesem Tag dort auf, wo Sie bisher schon wenig oder
gar nicht geraucht haben (▶ Kap. 5 beschäftigt sich mit diesem
Thema). Machen Sie sich Gedanken über eine entsprechende
Belohnung. Falls Sie Ihr bislang verrauchtes Geld sparen wollen,
empfehlen wir, es per Dauerauftrag auf ein Sparkonto zu überweisen – kümmern Sie sich jetzt darum. Bedenken Sie, dass Sie
am Tag X nicht mehr zu viele Zigaretten auf Lager haben sollten,
und bereiten Sie gegebenenfalls deren Entsorgung vor. Wenn Sie
Sorge bezüglich Ihres Gewichts haben, dann lesen Sie ▶ Kap. 13
in diesem Buch, und kontrollieren Sie nicht jeden Tag, aber doch
regelmäßig Ihr Gewicht.

Der Tag X

14.3   Woche 3

Haben Sie Ihr Rauchen bereits unterbrechen können? Lesen Sie
weiter bei ▶ Kap. 6. Analysieren Sie Ihr Rauchverlangen. Manche Ex-Raucher leiden kaum darunter, und andere bekommen
den Gedanken an die Zigarette nicht mehr aus dem Kopf. Wenn
Sie starkes Rauchverlangen quält, dann seien Sie auch an dieser
Stelle nochmals versichert: Es bleibt nicht so. Halten Sie durch, es
wird bald besser. Auch in dieser Situation können Sie bei Freunden, Bekannten oder auch Ärzten Unterstützung finden. Fragen
Sie Bekannte, die bereits einen erfolgreichen Rauchstopp erlebt
haben, wie sie ihre Schwierigkeiten bewältigt haben. Einige werden sich gar nicht mehr genau daran erinnern können und Ihnen
erzählen, das sei kein Problem gewesen, und andere werden Ihnen
berichten, dass hin und wieder immer noch Gedanken an Zigaretten auftreten. Wenn Sie es bisher noch nicht getan haben, dann
können Sie auch jetzt noch Nikotinersatzprodukte ausprobieren.
Sollten Sie diese bereits verwenden, dann bleiben Sie noch bei
der vollen Dosierung, und setzen Sie die Mittel nicht zu früh ab,
nur weil Sie jetzt nicht mehr rauchen. Dies ist einer der häufigsten Anwendungsfehler. Falls Sie keine Hilfsmittel verwenden und
sich das Rauchverlangen in Grenzen hält, benötigen Sie selbstverständlich auch jetzt keine Nikotinersatzprodukte.

Wenn Ihr geplanter erster rauchfreier Tag nicht auf Anhieb
so funktioniert hat, wie Sie sich das vorgestellt haben, dann fas-
sen Sie Mut, und planen Sie einen neuen Anlauf. Mit der Anzahl

Dranbleiben

ernsthafter Versuche steigen auch Ihre Erfolgschancen. Lassen Sie sich nicht durch Ausrutscher entmutigen.

14.4   Woche 4

Besserung in Sicht

Bleiben Sie dran! Geht es Ihnen schon besser, oder sind Sie in der berühmten, in ▶ Kap. 6 beschriebenen Krise, wie sie häufig nach zwei rauchfreien Wochen auftritt? Es wird besser! Lenken Sie sich möglichst geschickt von Ihrem Rauchverlangen ab. Lesen Sie ▶ Kap. 7, das zahlreiche Hilfestellungen zur Stress- und Alltagsbewältigung enthält. Planen Sie Aktivitäten mit Nichtrauchern, dann wird auch Ihnen das Nichtrauchen gleich viel leichter fallen. Sollten Sie noch Zigaretten irgendwo horten, dann ringen Sie sich spätestens jetzt dazu durch, diese zu entsorgen. Betreiben Sie aktive Rückfallprophylaxe, und vermeiden Sie Situationen, in denen das Rauchverlangen am stärksten ist, oder finden Sie Alternativbeschäftigungen, mit denen Sie sich ablenken können. ▶ Kap. 8 beschäftigt sich mit kleinen Rückschlägen bzw. Rückfällen.

14.5   Woche 5

Ihr Körper erholt sich

Wenn Sie in Woche 2 aufgehört haben, dann haben Sie wohl die schlimmste Phase überstanden. Beobachten Sie sich und Ihren Körper: Welche Veränderungen bzw. Verbesserungen können Sie bereits feststellen? Viele Ex-Raucher beschreiben, dass sich ihre Atmung bereits nach dieser kurzen Zeit verbessert hat, manchen schmeckt auch das Essen besser, weil sich der Geruchsinn regeneriert. Genießen Sie diese spürbare Erholung Ihres Körpers. Suchen Sie gezielt Orte auf, an denen Sie früher gerne geraucht haben, und testen Sie, wie es Ihnen dabei geht. Nehmen Sie sich vor, diese Orte sofort wieder zu verlassen, falls starkes Rauchverlangen auftritt. Ziel ist es, dass Sie sich langsam daran gewöhnen, nirgends mehr zu rauchen, auch dort nicht. Wenn Sie Nikotinersatzprodukte verwenden und diese Ihnen beim Nichtrauchen helfen, dann sollten Sie die Hilfsmittel auf keinen Fall zu früh reduzieren bzw. absetzen. Verwenden Sie die Produkte über wenigstens 12 Wochen in ausreichender Dosierung. Wenn Sie sie jetzt absetzen, sparen Sie an der falschen Stelle und gefährden eventuell Ihren Erfolg. Auch wenn wir nicht davon ausgehen, dass Sie nochmals zur Zigarette greifen, kann dies natürlich trotzdem passieren. Lassen Sie sich dadurch nicht aufhalten! Es liegt bei Ihnen, nach der ersten erneut gerauchten Zigarette wieder mit Ihrem Nichtraucherprogramm fortzufahren. In jedem Fall sollten Sie vermeiden, die nächsten Tage »durchzurauchen«, da Sie dann wieder von vorne beginnen müssten. Wenn es also wirklich passiert, dass Sie zur Zigarette greifen, dann beenden Sie spätestens am nächsten Tag oder so schnell wie möglich Ihr Rauchen wieder. Es ist noch kein Nichtrauchermeister vom Himmel gefallen! Bleiben Sie dran! Sie schaffen es!

Weiterführende Literatur

Bates C, Fagerström K, Jarvis M, Kunze M, McNeill A, Ramström L (2003) European Union policy on smokeless tobacco: a statement in favour of evidence-based regulation for public health. Tobacco Control 12(4): 360–367

Batra A (2005) Tabakabhängigkeit. Kohlhammer, Stuttgart

Borsoi L, Kunze U, Kunze M, Groman E, Kundi M (2011) Trends in mortality and mean age at death from lung cancer in Austria (1975–2007). Cancer Epidemiology 35: 120–125

Boyle P, Gray N, Henningfield J, Seffrin J, Zatonski W (2004) Tobacco, science, policy and public health. Oxford University Press, Oxford

Dorner TE, Tröstl A, Womastek I, Groman E (2011) Predictors of short term success in smoking cessation in relation to attendance at a smoking cessation program. Nicotine & Tobacco Research 13(11): 1068–1075

Eckl-Dorna J, Groman E (1999) Evidence and not evidence-based products offered for smoking cessation on the World Wide Web. Mednet Abstract Book: 17–18

Etter J-F (2013) The electronic cigarette: An alternative to tobacco? CreateSpace Independent Publishing Platform, North Charleston

Groman E, Bernhard G, Blauensteiner D, Kunze U (1999) A harmful aid to stopping smoking. Lancet 353: 466–467

Groman E, Bayer P, Kiefer I, Eckl-Dorna J, Schoberberger R (2000) Bupropion (Zyban): First results of an independent clinical management study. Sucht 46(6): 408–413

Groman E, Blauensteiner D, Kunze U, Schoberberger R (2000) Carbon monoxide in the expired air of smokers who smoke so-called „light" brands of cigarettes. Tobacco Control 9(3): 352

Groman E, Eckl-Dorna J (2001) New strategies for the prevention of tobacco associated diseases using nicotine replacement products. Der Mediziner 5(1): 47–48

Groman E, Bayer P, Kunze M (2002) Lung cancer in Sweden and Austria: epidemiological evidence of harm reduction. 3rd European Conference on Tobacco or Health (Poster)

Groman E, Bayer P, Kunze M (2002) Is snus an alternative? A first comparison oft he Swedish and Austrian situation. Proceedings of the 8th European Lung Cancer Conference 1.–4. September 2002, Vienna. Lung Cancer 37(Suppl 1): S1–58

Groman E, Kunze M (2002) Bupropion (Zyban) zur Behandlung der Tabakabhängigkeit. Erste Resultate einer »Independent Clinical Management Study. In: Richter G, Rommelspacher H, Spies C (Hrsg) Alkohol, Kokain, Nikotin … und kein Ende. Pabst, Lengerich, S 252–259

Groman E (2003) Reply of the author. Bezugnehmend auf: Implications of nicotine dependence: need for revisions of tobacco product regulations. Wiener Klinische Wochenschrift 115(11): 402

Groman E, Fagerström K (2003) Nicotine dependence: development, mechanism, individual differences and links to possible neurophysiological correlates. Wiener Klinische Wochenschrift 115(5/6): 155–160

Groman E, Riemerth A, Steiner-Ringl A, Veitsmeier I, Kroat A, Kroat U, Bernhard G (2009) Ambulante Raucherentwöhnung: Ein Bericht über 3260 Fälle. Wiener Medizinische Wochenschrift 159(1/2): 40–46

Groman E, Schweinzer C, Bernhard G, Tröstl A (2010) Raucherentwöhnungsprogramme im Betrieb. Sichere Arbeit 1: 14–16

Groman E, Schweinzer C, Tröstl A, Schoberberger R (2010) Ambulante und stationäre Angebote zur Raucherentwöhnung in Zusammenarbeit mit österreichischen Sozialversicherungsträgern. Ein Bericht über 7.000 betreute Versicherte. Deutscher Suchtkongress 2010, Abstract.

Groman E, Schweinzer C (2011) Wege aus der Sucht. Gehirn & Geist 3: 30–37

Haustein KO (2001) Tabakabhängigkeit. Deutscher Ärzte-Verlag, Köln

Kunze M (1997) Harm reduction: the possible role of nicotine replacement. In: Bollinger CT, Fagerström KO (Hrsg) The tobacco epidemic. Progress in Respiratory Research 28: 190–198

Kunze M (2000) Maximizing help for dissonant smokers. Addiction 95 (Suppl 1): 13–17

Kunze M (2002) Nikotin ja, Rauch nein. Diabetes Forum, Neurologie & Psychatrie 2: 6

Kunze M, Groman E (2000) Experience with Bupropion (Zyban) for treatment of tobacco dependence. In: Haustein KO (Hrsg) Rauchen und Nikotin – Raucherschäden und Primärprävention. Perfusion, Nürnberg, S 89–91

Kunze M, Groman E (2007) Diagnostik und Behandlung der Tabakabhängigkeit. In: Schwandt P, Parhofer K (Hrsg) Handbuch der Fettstoffwechselstörungen, 3. Aufl. Schattauer, Stuttgart, S 726–731

Kunze M, Groman E (2009) Rauchen. Editorial. Wiener Medizinische Wochenschrift 159(1/2): 1–3

Kunze M, Groman E (2009) Smoking. Wiener Medizinische Wochenschrift 159(1/2): 1–3

Kunze M, Groman E, Kunze U (2004) Tobacco consumption and tobacco-related diseases: gender differences with a comparison between two European countries. Journal of Men's Health & Gender 1(1): 83–87

Lichtenschopf A (2011) Standards der Tabakentwöhnung: Konsensus der Österreichischen Gesellschaft für Pneumologie – Update 2010. Springer, Wien

Lichtenschopf A et al. (2011) Richtlinien der Tabakentwöhnung, Stand 2010. Wiener Klinische Wochenschrift 9/10: 299–315

Puganigg K (2009) Rauchen – find ich cool? Diplomarbeit, Universität Wien

Riemerth A, Kunze U, Groman E (2009) Nocturnal sleep disturbing nicotine craving and accomplishment with a smoking cessation program. Wiener Medizinische Wochenschrift 159(1/2): 47–52

Sablik K, Kunze M, Wehle P, Deix M (2006) Das große Buch vom Lebensstil. Böhlau, Wien

Schmeiser-Rieder A, Kunze U, Groman E, Kiefer I, Schoberberger R (2001) Nocturnal sleep-disturbing nicotine craving: a newly described symptom of extreme nicotine dependence. Acta Medica Austriaca 28(1): 21–22

Schoberberger R (2008) Rauchstopp ohne Kilo-Flop: Nichtraucher werden, ohne zuzunehmen. Kneipp, Wien

Schoberberger R, Kunze M (1999) Nikotinabhängigkeit. Springer, Wien

Schoberberger R, Kunze U, Schmeiser-Rieder A, Groman E, Kunze M (1998) Diagnostik der Nikotinabhängigkeit. Wiener Standard Raucher-Fragebogen (Diagnosis of nicotine dependence. Vienna Standard Smokers' Questionnaire). Internist 39(12): 1305–1306

Schoberberger R, Kunze U, Schmeiser-Rieder A, Groman E, Kunze M (1998) Vienna standard for diagnosis of nicotine dependence. A. Vienna Standard Smokers' Inventory, B. Guidelines for smoking cessation. Wiener Medizinische Wochenschrift 148(3): 52–59

Schoberberger R, Bayer P, Groman E, Kunze M (2000) In-patient smoking cessation – project Josefshof. First results. Sucht 46(6): 424–427

Schoberberger R, Bayer P, Groman E, Kunze M (2002) Erstes Projekt zur stationären Rauchertherapie in Österreich. Forel Klinik, Bulletin Nikotin und Alkohol, Teil II (2): 63–69

Stichwortverzeichnis

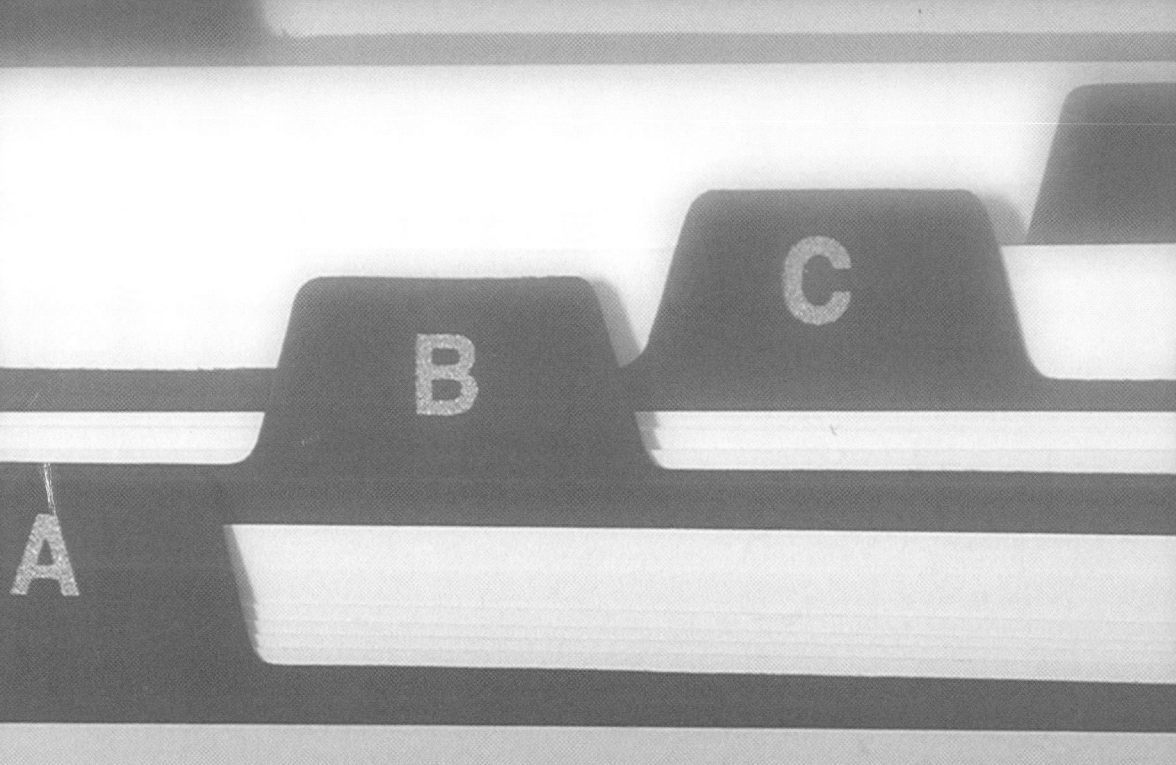

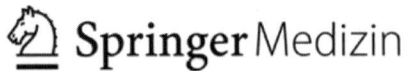
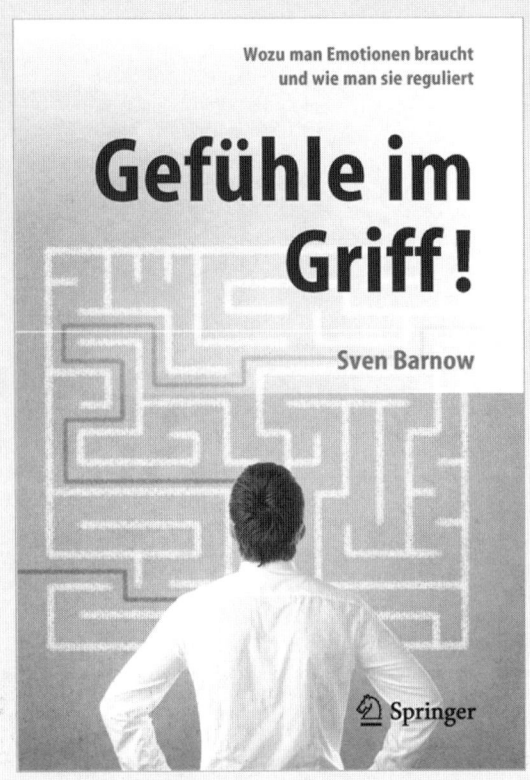